生殖医学基础

主编　胡捍卫　朱晓红

东南大学出版社
SOUTHEAST UNIVERSITY PRESS
·南京·

图书在版编目（CIP）数据

生殖医学基础 / 胡捍卫，朱晓红主编 . —南京：
东南大学出版社，2015.1
ISBN 978-7-5641-5457-8

Ⅰ.①生…　Ⅱ.①胡…②朱…　Ⅲ.①生殖医学
Ⅳ.① R339.2

中国版本图书馆 CIP 数据核字（2015）第 004847 号

生殖医学基础

出版发行	东南大学出版社
出版人	江建中
社　址	南京市四牌楼 2 号（邮编 210096）
印　刷	南京雄州印刷有限公司
经　销	全国各地新华书店
开　本	850mm×1168mm　1/32
印　张	8.5
字　数	190 千字
版 印 次	2015 年 1 月第 1 版　2015 年 1 月第 1 次印刷
印　数	1—1500 册
书　号	ISBN 978-7-5641-5457-8
定　价	26.00 元

* 东大版图书若有印装质量问题，请直接与营销部调换。电话：025-83791830。

前　言

　　生殖医学基础主要包括生殖形态学、生殖生物学、生殖生理学、生殖内分泌学、生殖免疫学、生殖药物学、生殖医学心理学、生殖医学社会学、生殖遗传学及生殖工程学等。它不仅研究生殖系统的解剖与生理、生殖功能的神经内分泌调节及免疫调节，生殖细胞的形成和受精，还研究早期胚胎发育，先天畸形和遗传性疾病，生殖系统发生的基因调控和性别分化机制，生殖健康与人类性的生理、心理及社会属性等。学习和了解该学科的基本内容和相关学科的研究进展将为从事人口及计划生育医学工作打下良好的基础。

　　现代生殖医学是一门研究人类生殖健康相关医学问题的学科，是集成的、多元的、创新的和实用的科学，它与基础医学、临床医学和预防医学密切相关。生殖医学涉及男女生殖健康、男科学、妇科学、产科学、胚胎学、内分泌学、遗传学、免疫学、分子生物学、人口学、伦理学等多门与生殖相关的医学学科，在人类自身的繁衍、生命的延续、优生优育等方面有着重要的意义。现代医学中，生殖医学虽然起步较晚，但随着辅助生殖技术的迅猛发展，生殖医学在近十年间已迅速成长为妇产科学的重要分支，它不仅限于妇产科学的范畴，它的研究范围在一定程度上与妇科学、产科学、胎儿医学、男科学、泌尿学、泌尿生殖医学、内分泌学、小儿内分泌学、遗传

1

学、微生物学、免疫学、生理学、胚胎学、病理生理学和精神病学相互交融和重叠。

　　本书内容丰富、全面,适用于从事生殖医学各个领域的医生,是一本具有生殖医学相关的临床、科研、教学知识的实用参考书,在学习生殖医学基础和临床实践中,要注意理论联系实际,运用评判性思维和扎实的理论基础,解决临床实际,促进生殖健康,为广大患者服务。深刻意识到作为一名医师或计划生育相关工作人员,必须具备高尚医德和良好医风,发扬人道主义精神,充分发挥医术水平。在科研和医疗工作中服从于医学伦理道德,为人类的繁衍生息、提高人口素质作出应有的贡献。

　　本书是在全国人口与计划生育职业化教育基地多年的生殖健康咨询师和计划生育医学技术岗位培训实践的探索中,广泛征求了国内生殖医学领域的专家、学者的意见基础上,由长期从事医学基础与临床、生殖健康与计划生育医学一线工作的专业技术人员编著,一方面保证了书籍的可读性和实用性,同时也囊括了相关领域的新进展、新技术和新观点,确保书籍内容的全面和精深。限于我们的知识水平、认识程度、理解深度,书中难免有不尽如人意之处,诚请各位读者宽容、指正,我们愿在再版时做出及时的修订,以便让这本书更趋完善。

胡捍卫　朱晓红

2014 年 12 月

目　录

第四章　生殖功能的免疫调节

第八章　生殖健康与性

第一章 女性生殖系统的解剖与生理

　　女性生殖系统由外生殖器和内生殖器两部分组成。内生殖器由生殖腺（卵巢）、输送管道（输卵管、子宫、阴道）和附属腺（前庭大腺）组成；卵巢是产生卵子和分泌女性激素的器官。成熟的卵子突破卵巢表面排至腹膜腔，再经输卵管腹腔口进入输卵管，在管内受精后移至子宫，植入子宫内膜发育成为胎儿。成熟的胎儿在分娩时，出子宫口经阴道娩出。卵子在输卵管内如未受精，即退化而被吸收。女性外生殖器即女阴。此外，女性乳房及会阴与生殖功能密切相关（图 1-1）。

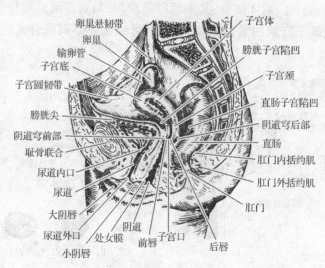

图 1-1　女性骨盆正中矢状断面

第一节 女性内生殖器的解剖与生理

一、女性内生殖器的解剖学基础

女性内生殖器（internal genitalia）包括阴道、子宫、输卵管及卵巢，后两者合称附件（uterine adnexa）。

（一）阴道

阴道（vagina）系性交器官，也是月经血排出及胎儿娩出的通道。

1. 位置和形态

位于小骨盆下部中央，呈上宽下窄的管道。前壁长7～9 cm，与膀胱和尿道相邻；后壁长10～12 cm，与直肠贴近。上端包绕宫颈；下端开口于阴道前庭后部。环绕宫颈周围的部分称阴道穹隆（vaginal fornix）。按其位置分为前、后、左、右4部分，其中后穹隆最深，与盆腔最低部位的直肠子宫陷凹紧密相邻，临床上可经此处穿刺或引流（图1-2）。

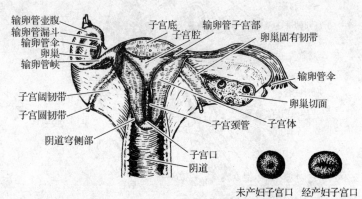

图 1-2 女性内生殖器概观

2. 组织结构

阴道壁由黏膜、肌层和纤维组织膜构成,有很多横纹皱襞,故有较大伸展性。阴道黏膜呈淡红色,由复层鳞状上皮细胞覆盖,无腺体,受性激素影响有周期性变化。阴道肌层由外纵内环两层平滑肌构成,肌层外覆纤维组织膜,其弹力纤维成分多于平滑肌纤维。阴道壁有静脉丛,损伤后易出血或形成血肿(图 1-3)。

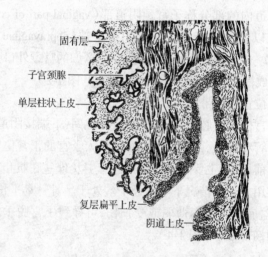

固有层

子宫颈腺

单层柱状上皮

复层扁平上皮

阴道上皮

图 1-3　子宫颈及阴道交界部结构

(二) 子宫

子宫(uterus)系孕育胚胎、胎儿和产生月经的器官。

1. 形态

子宫是有腔的肌性器官,呈前后略扁的倒置梨形,重约50 g,长 7 ~ 8 cm,宽 4 ~ 5 cm,厚 2 ~ 3 cm,容量约 5 ml。子宫上部较宽称子宫体(corpus uteri),其上端隆凸部分称子宫底(fundus uteri),宫底两侧为子宫角(cornua uteri),与输卵管相通。子宫下部较窄呈圆柱状称子宫颈（cervix uteri）。

子宫腔（uterine cavity）为上宽下窄的三角形，两侧为输卵管，尖端朝下通宫颈管。在宫体与宫颈间狭窄部称子宫峡（isthmus uteri），在非孕期长约 1 cm。妊娠期子宫峡部逐渐伸展变长，妊娠末期可达 7 ～ 10 cm，形成子宫下段。宫颈内腔呈梭形称子宫颈管（cervical canal），成年妇女长 2.5 ～ 3 cm，其下端称子宫口（orifice of uterus）与阴道相通。子宫颈下端伸入阴道内的部分称子宫颈阴道部（vaginal part of cervix）；在阴道以上的部分称子宫颈阴道上部（supravaginal part of cervix）。未产妇的子宫口呈圆形；已产妇的宫颈外口受分娩影响形成横裂，分为前唇和后唇（图 1-1、图 1-2）。

2. 位置和韧带

子宫位于盆腔中央，膀胱与直肠之间，下端接阴道，两侧有输卵管和卵巢。当膀胱空虚时，成人子宫的正常位置呈轻度前倾前屈位，主要靠子宫韧带的牵引及骨盆底肌和筋膜的承托作用。正常情况下子宫颈下端处于坐骨棘水平稍上方。韧带、盆底肌和筋膜薄弱或受损伤，可导致子宫脱垂。固定子宫的韧带如下（图 1-4）。

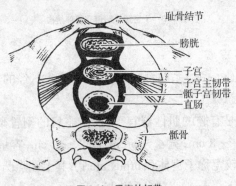

图 1-4 子宫的韧带

（1）子宫圆韧带（round ligament of uterus）：呈圆索状，由结缔组织与平滑肌组成。起于子宫角的前方、输卵管近端的下方，在子宫阔韧带前叶的覆盖下，向前外侧伸展达两侧骨盆壁，再穿过腹股沟管止于大阴唇前端。有维持子宫呈前倾位置的作用。

（2）子宫阔韧带（broad ligament of uterus）：位于子宫两侧的双层腹膜皱襞，呈翼状，由覆盖子宫前后壁的腹膜自子宫侧缘向两侧延伸达盆壁而成，可限制子宫向两侧倾倒。阔韧带分为前后两叶，其上缘游离，内 2/3 部包裹输卵管（伞部无腹膜遮盖），外 1/3 部移行为骨盆漏斗韧带（infundibulopelvic ligament）或称卵巢悬韧带（suspensory ligament of ovary），卵巢动静脉由此穿行。在输卵管以下、卵巢附着处以上的阔韧带称输卵管系膜。卵巢与阔韧带后叶相接处称卵巢系膜。卵巢内侧与宫角之间的阔韧带稍增厚称卵巢固有韧带或卵巢韧带。在宫体两侧的阔韧带中有丰富的血管、神经、淋巴管及大量疏松结缔组织称宫旁组织。子宫动静脉和输尿管均从阔韧带基底部穿过。

（3）子宫主韧带（cardinal ligament of uterus）：又称宫颈横韧带。在阔韧带的下部，横行于宫颈两侧和骨盆侧壁之间，为一对坚韧的平滑肌与结缔组织纤维束，是固定宫颈位置、保持子宫不致下垂的主要结构。

（4）子宫骶韧带（uterosacral ligament）：从宫颈后面的上侧方（相当于组织学内口水平），向两侧绕过直肠到达第 2、3 骶椎前面的筋膜。韧带含平滑肌和结缔组织，外有腹膜遮盖，短厚有力，将宫颈向后向上牵引，维持子宫处于前屈位置。

3. 组织结构

（1）子宫体：子宫体壁由 3 层组织构成，由内向外可分

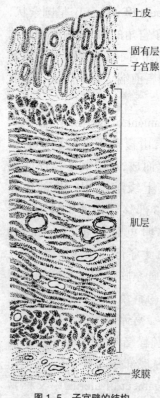

上皮

固有层
子宫腺

肌层

浆膜

图1-5 子宫壁的结构

为内膜、肌层和外膜（浆膜层）（图1-5）。

①子宫内膜：子宫内膜（endometrium）从青春期开始受卵巢激素影响，其表面2/3能发生周期性变化称功能层（functional layer）；靠近子宫肌层的1/3内膜无周期性变化为基底层（basal layer）。

②子宫肌层：较厚，非孕时厚约0.8 cm。肌层由平滑肌束及弹力纤维组成。肌束纵横交错似网状，可分3层：外层纵行，内层环行，中层交叉排列。肌层中含有血管，子宫收缩时压迫血管，可有效地制止子宫出血。

③子宫浆膜层：为覆盖子宫体底部及前后面的脏腹膜，与肌层紧贴，但在子宫前面近子宫峡部处，腹膜与子宫壁结合较疏松，向前反折覆盖膀胱，形成膀胱子宫陷凹（vvesicouterine pouch）。在子宫后面，腹膜沿子宫壁向下，至宫颈后方及阴道后穹隆再折向直肠，形成直肠子宫陷凹（rectouterine-pouch），亦称道格拉斯陷凹（pouch of Doug1as）（图1-1）。

（2）子宫颈：主要由结缔组织构成，含少量平滑肌纤维、血管及弹力纤维。宫颈黏膜为单层高柱状上皮，黏膜内腺体能分泌碱性黏液,形成黏液栓,堵塞子宫颈管。子宫颈阴道部由复层鳞状上皮覆盖,表面光滑。子宫颈外口柱状上皮与鳞状上皮交界处是宫颈癌的好发部位。子宫颈管黏膜也受性激素影响发生周期性变化。

（三）输卵管

输卵管(fallopian tube or oviduct)是精子与卵子相遇受精的场所,也是向子宫腔运送受精卵的通道。

1.位置和形态

为一对细长而弯曲的肌性管道,位于子阔韧带的上缘内,内侧与子宫角相连通,外端游离,与卵巢接近。全长8～14 cm。根据输卵管的形态由内向外分为子宫部、峡部、壶腹部及伞部4部分(图1-2):

（1）输卵管子宫部(uterine part):输卵管穿过子宫壁的部分,内侧端经输卵管子宫口通子宫腔。

（2）输卵管峡(isthmus of uterine tube):短直而狭窄,壁较厚,血管较少,水平向外移行为壶腹部。峡部是输卵管结扎术的常选部位。

（3）输卵管壶腹(ampulla of uterine tube):约占输卵管全长的2/3,粗而弯曲,血管丰富。卵细胞通常在此部与精子结合形成受精卵,受精卵经输卵管子宫口入子宫,植入子宫内膜中发育成胎儿。如果受精卵滞于输卵管内发育,称输卵管妊娠,为最常见的宫外孕。

（4）输卵管漏斗(infundibulum of uterine tube):为输卵管外侧端呈漏斗状膨大的部分,漏斗的中央有输卵管腹腔口开口于腹膜腔,卵巢排出的卵由此进入输卵管,输卵管末端的边缘有许多细长的指状突起,称输卵管伞(fimbriae of uterine tube),输卵管伞具有将卵子导入输卵管的功能,手术

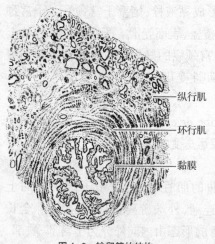

纵行肌

环行肌

黏膜

图 1-6　输卵管的结构

中是识别输卵管的重要标志。

2. 组织结构

输卵管壁由外向内分为 3 层（图 1-6）。

（1）外层：为浆膜层，系腹膜的一部分。

（2）中层：为平滑肌层，常有节律性地收缩，能引起输卵管由远端向近端蠕动。

（3）内层：为黏膜层，由单层高柱状上皮覆盖。上皮细胞分为纤毛细胞、无纤毛细胞、楔状细胞及未分化细胞 4 种。纤毛细胞的纤毛摆动有助于运送卵；无纤毛细胞有分泌作用（又称分泌细胞）；楔形细胞可能为无纤毛细胞的前身；未分化细胞亦称游走细胞，为其他上皮细胞的储备细胞。

输卵管肌肉的收缩和黏膜上皮细胞的形态、分泌及纤毛摆动均受性激素的影响而有周期性变化。

（四）卵巢

1. 位置和形态

卵巢（ovary）是位于盆腔内成对的实质性器官，呈扁卵圆形，具有生殖和内分泌的功能。可分上、下两端，前、后两缘，内、外侧两面。内侧面朝向小肠，外侧面贴着盆腔侧壁的卵巢窝；后缘游离，前缘有卵巢系膜附着，其中部有血管、神经等出入称卵巢门（hilum of ovary）；上端钝圆，与输卵管接近，借卵巢悬韧带（suspensory ligament of ovary）固定于盆壁,韧带内含有卵巢动、静脉、淋巴管、神经丛、和平滑肌纤维等,它是寻找卵巢动、静脉的标志。下端借卵巢固有韧带(proper ligament of ovary)连于子宫(图 1-2)。成年女子的卵巢 4 cm×3 cm×1 cm 大小,重 5 ~ 6 g。卵巢的大小、形状随年龄而有差异。幼女的卵巢较小,表面光滑;性成熟期卵巢最大,以后由于多次排卵,卵巢表面出现瘢痕,显得凹凸不平;35 ~ 40 岁卵巢开始缩小,40 ~ 50 岁随月经停止而逐渐萎缩。

2. 组织结构

卵巢表面无腹膜,由单层立方上皮覆盖,称生发上皮。上皮的深面有一层致密纤维组织称卵巢白膜。再向内为卵巢实质,又分为皮质与髓质。皮质在外层,内有数以万计的始基卵泡及致密结缔组织;髓质在中央,无卵泡,含有疏松结缔组织及丰富的血管、神经、淋巴管以及少量的平滑肌纤维(图 1-7)。

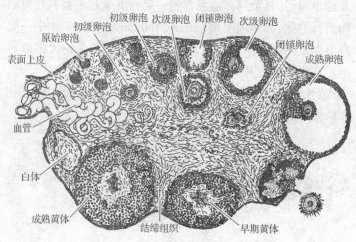

图 1-7 卵巢的结构

二、女性内生殖器的生理功能

（一）卵巢的周期性变化

卵巢为女性的性腺,其主要功能为产生卵子并排卵和分泌女性激素,这两种功能分别称为卵巢的生殖功能和内分泌功能。从青春期开始到绝经前,卵巢在形态和功能上发生周期性变化称为卵巢周期(ovarian cycle),其主要变化如下。

1. 卵泡的发育及成熟

人类卵巢中卵泡的发育始于胚胎时期,新生儿出生时卵巢大约有 200 万个卵泡。儿童期多数卵泡退化,近青春期只剩下约 30 万个卵泡。卵泡自胚胎形成后即进入自主发育和闭锁的轨道,此过程不依赖于促性腺激素,其机制目前尚不清楚。进入青春期后,卵泡由自主发育推进至发育成熟的过程则依赖于促性腺激素的刺激。生育期每月发育一批卵泡,经过征募、选择,其中一般只有一个优势卵泡可达完全成熟,并排出卵子,其余的卵泡发育到一定程度通过细胞凋亡机制而自行退化,称卵泡闭锁(atresic follicle)。妇女一生中一般只有 400 ~ 500 个卵泡发育成熟并排卵。其余绝大多数卵泡均在发育过程中退化,成为闭锁卵泡。根据卵泡的形态、大小、生长速度和组织学特征,可将其生长过程分为以下几个阶段(图 1-8)。

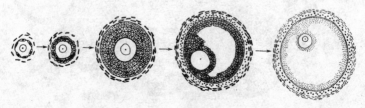

图 1-8 卵泡的发育

（1）始基卵泡（primordialfollicle）：直径 50 μm，是由一个停留于减数分裂双线期的初级卵母细胞及环绕其周围的单层梭形前颗粒细胞层组成。

（2）窦前卵泡（preantralfollicle）：直径 200 μm，包绕卵母细胞的梭形前颗粒细胞变为单层柱状颗粒细胞，卵母细胞增大、周围形成透明带，即为初级卵泡（pfimaryfollicle）。窦前卵泡是初级卵泡发育完成的阶段，其组织学变化是：卵母细胞增大，外围有透明带（zonapellucida），颗粒细胞进一步增殖变为多层，外围的间质细胞包绕形成卵泡膜的内层和外层。颗粒细胞层与卵泡膜层之间出现基底膜层。此阶段出现卵泡生长发育所必备的 3 种特异性受体，即卵泡刺激素（follicle-stimulating hormone，FSH）、雌二醇（estradiol，E2）和睾酮（testosterone，T）受体。

（3）窦状卵泡（antralfollicle）：直径增至 500 μm，在雌激素和 FSH 持续影响下产生卵泡液，形成卵泡腔，也称次级卵泡（secondaryfollicle）。在 FSH 作用下该期卵泡的颗粒细胞获得黄体生成激素（luteini-zinghormone，LH）受体，并在 LH 协同作用下，产生雌激素量较窦前卵泡明显增加。多数窦状卵泡发生退化。

（4）排卵前卵泡（preovulatoryfollicle）：为卵泡发育的最后阶段，卵泡液急骤增加，卵泡腔增大，卵泡体积显著增大，直径可达 15～20 mm，卵泡向卵巢表面突出，其结构从外向内依次为：

①卵泡外膜：为致密的卵巢间质组织，与卵巢间质无明显界限。

②卵泡内膜：从卵巢皮质层间质细胞衍化而来，细胞呈多边形，较颗粒细胞大。此层含丰富血管。

③颗粒细胞：细胞呈立方体形,细胞间无血管存在,营养来自外周的卵泡内膜。

④卵泡腔：腔内充满大量清澈的卵泡液。

⑤卵丘：呈丘状突出于卵泡腔,卵细胞深藏其中。

⑥放射冠：直接围绕卵细胞的一层颗粒细胞,呈放射状排列。

2. 排卵

卵细胞和它周围的卵丘颗粒细胞一起被排出的过程称排卵(ovulation)。排卵前,由于成熟的卵泡分泌的雌激素高峰对下丘脑产生正反馈作用,下丘脑大量释放 GnRH,刺激垂体释放促性腺激素,出现 LH/FSH 峰。LH 峰使卵母细胞重新启动减数分裂进程,直至完成第一次减数分裂,排出第一极体,初级卵母细胞成熟为次级卵母细胞。在 LH 峰作用下排卵前卵泡黄素化,产生少量孕酮。LH/FSH 排卵峰与孕酮协同作用,激活卵泡液内蛋白溶酶活性,溶解卵泡壁隆起尖端部分,形成排卵孔。排卵前卵泡液中前列腺素显著增加,排卵时达高峰。前列腺素可促进卵泡壁释放蛋白溶酶,也促使卵巢内平滑肌收缩,有助于排卵。排卵时随卵细胞同时排出的有透明带、放射冠及小部分卵丘内的颗粒细胞。月经周期正常的女性,排卵多发生在下次月经来潮前 14 日左右(图 1-9)。

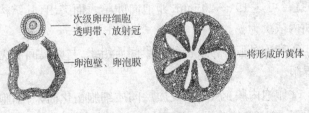

次级卵母细胞
透明带、放射冠

卵泡壁、卵泡膜

将形成的黄体

图 1-9　排卵及黄体形成

3. 黄体形成及退化

排卵后卵泡液流出,卵泡腔内压下降,卵泡壁塌陷,形成许多皱襞,卵泡壁的卵泡颗粒细胞和卵泡内膜细胞向内侵入,周围有结缔组织的卵泡外膜包围,共同形成黄体。卵泡颗粒细胞和卵泡内膜细胞在 LH 排卵峰作用下进一步黄素化,分别形成颗粒黄体细胞及卵泡膜黄体细胞。黄体细胞的直径由原来的 12 ～ 14 μm 增大到 35 ～ 50 cm。在血管内皮生长因子作用下颗粒细胞血管化。排卵后 7 ～ 8 日(相当于月经周期第 22 日左右)黄体体积和功能达到高峰,直径 1 ～ 2 cm,外观色黄(图 1-10)。

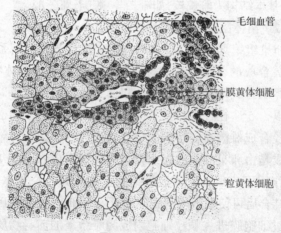

毛细血管

膜黄体细胞

粒黄体细胞

图 1-10　黄体结构

若卵子未受精,黄体在排卵后 9 ～ 10 日开始退化,黄体功能限于 14 日,其机制尚未完全明确。有研究表明,黄体退化与其分泌的雌激素溶黄体作用有关,其作用是通过前列腺素和内皮素 -1 介导的。黄体退化时黄体细胞逐渐萎缩变小,周围的结缔组织及成纤维细胞侵入黄体,逐渐由结缔组织所代替,组织纤维化,外观色白称白体。黄体衰退后月经来潮,卵巢中又有新的卵泡发育,开始新的周期。

4. 卵巢性激素的合成及分泌

主要是雌激素(estrogen)和孕激素(progesterone)及少量雄激素(androgen),均为甾体激素(steroid hormone)。

(1)甾体激素的基本化学结构

甾体激素属类固醇激素。类固醇激素的基本化学结构为环戊烷多氢菲环。按碳原子的数目分为3组:含21个碳原子为孕激素,基本结构为孕烷核,如孕酮;含19个碳原子为雄激素,基本结构为雄烷核,如睾酮;含18个碳原子为雌激素,基本结构为雌烷核,如雌二醇、雌酮、雌三醇。

(2)甾体激素的生物合成过程

卵巢组织具有直接摄取胆固醇合成性激素的酶系。由胆固醇合成的孕烯醇酮是合成所有甾体激素的前体物质。孕烯醇酮合成雄烯二酮有△4和△5两条途径。卵巢在排卵时以△5途径合成雌激素。排卵后可通过△4和△5两种途径合成雌激素。孕酮的合成是通过△4途径。雌激素的合成是由卵巢的卵泡膜细胞与颗粒细胞在FSH与LH的共同作用下完成的。卵泡膜细胞上有LH受体,LH与LH受体结合后可使细胞内胆固醇形成睾酮和雄烯二酮,后二者可透过细胞膜进入颗粒细胞内成为雌激素的前身物质。颗粒细胞上有FSH受体,FSH与FSH受体结合后可激活芳香化酶活性,将睾酮和雄烯二酮分别转化为雌二醇和雌酮,进入血循环和卵泡液中。此即为雌激素合成的两种细胞促性腺激素学说。

(3)甾体激素代谢

甾体激素主要在肝脏降解,并以硫酸盐或葡萄糖醛酸盐等结合形式经肾脏排出。

（4）卵巢性激素分泌的周期性变化

①雌激素：卵泡开始发育时,雌激素分泌量很少;至月经第 7 日卵泡分泌雌激素量迅速增加,于排卵前达高峰;排卵后由于卵泡液中雌激素释放至腹腔使循环中雌激素暂时下降,排卵后 1～2 日,黄体开始分泌雌激素使循环中雌激素又逐渐上升,在排卵后 7～8 日黄体成熟时,循环中雌激素形成又一高峰。此后,黄体萎缩,雌激素水平急剧下降,在月经期达最低水平。月经周期中雌激素的后一高峰均值低于第一高峰。

②孕激素：卵泡期卵泡不分泌孕酮,排卵前成熟卵泡的颗粒细胞在 LH 排卵峰的作用下黄素化,开始分泌少量孕酮,排卵后黄体分泌孕酮逐渐增加至排卵后 7～8 日黄体成熟时,分泌量达最高峰,以后逐渐下降,到月经来潮时降到卵泡期水平。

③雄激素：女性的雄激素主要来自肾上腺,少量来源于卵巢,包括睾酮和雄烯二酮,由卵泡膜和卵巢间质合成。排卵前循环中雄激素升高,一方面促进非优势卵泡闭锁,另一方面提高性欲。

（5）卵巢性激素的生理作用

①雌激素的生理作用

●子宫肌：促进子宫肌细胞增生和肥大,使肌层增厚;增进血运,促使和维持子宫发育;增加子宫平滑肌对缩宫素的敏感性。

●子宫内膜：使子宫内膜腺体及间质增生、修复。

●宫颈：使宫颈口松弛、扩张,宫颈黏液分泌增加,性状变稀薄,富有弹性易拉成丝状。

●输卵管：促进输卵管肌层发育及上皮的分泌活动；并可加强输卵管肌节律性收缩的振幅。

●阴道上皮：使阴道上皮细胞增生和角化，黏膜变厚，并增加细胞内糖原含量，使阴道维持酸性环境。

●外生殖器：使阴唇发育、丰满、色素加深。

●第二性征：促使乳腺管增生，乳头、乳晕着色，促进其他第二性征的发育。

●卵巢：协同 FSH 促进卵泡发育。

●下丘脑、垂体：通过对下丘脑和垂体的正负反馈调节，控制促性腺激素的分泌。

●代谢作用：促进水钠潴留；促进肝脏高密度脂蛋白合成，抑制低密度脂蛋白合成，降低循环中胆固醇水平，维持和促进骨基质代谢。

②孕激素的生理作用：孕激素通常是在雌激素作用的基础上发挥效应的。

●子宫肌：降低子宫平滑肌兴奋性及其对缩宫素的敏感性，抑制子宫收缩，有利于胚胎及胎儿宫内生长发育。

●子宫内膜：使增生期子宫内膜转化为分泌期内膜，为受精卵着床做好准备。

●宫颈：使宫口闭合，黏液分泌减少，性状变黏稠。

●输卵管：抑制输卵管肌节律性收缩的振幅。

●阴道上皮：加快阴道上皮细胞脱落。

●乳房：促进乳腺腺泡发育。

●下丘脑、垂体：孕激素在月经中期具有增强雌激素对垂体 LH 排卵峰释放的正反馈作用；在黄体期对下丘脑、垂体有负反馈作用，抑制促性腺激素分泌。

●体温：兴奋下丘脑体温调节中枢，可使基础体温在排卵后升高 0.3 ～ 0.5℃。临床上以此作为判定排卵日期的标志之一。

●代谢作用：促进水钠排泄。

③孕激素与雌激素的协同和拮抗作用：孕激素在雌激素作用的基础上，进一步促使女性生殖器和乳房的发育，为妊娠准备条件，二者有协同作用；另一方面，雌激素和孕激素又有拮抗作用，雌激素促进子宫内膜增生及修复，孕激素则限制子宫内膜增生，并使增生的子宫内膜转化为分泌期。其他拮抗作用表现在子宫收缩、输卵管蠕动、宫颈黏液变化、阴道上皮细胞角化和脱落以及钠和水的潴留与排泄等方面。

④雄激素的生理作用

●对女性生殖系统的影响：自青春期开始，雄激素分泌增加，促使阴蒂、阴唇和阴阜的发育，促进阴毛、腋毛的生长。但雄激素过多会对雌激素产生拮抗作用，可减缓子宫及其内膜的生长及增殖，抑制阴道上皮的增生和角化。长期使用雄激素，可出现男性化的表现。

●对机体代谢功能的影响：雄激素能促进蛋白合成，促进肌肉生长，并刺激骨髓中红细胞的增生。在性成熟期前，促使长骨骨基质生长和钙的保留；性成熟后可导致骨骺的关闭，使生长停止。可促进肾远曲小管对 Na^+、Cl^- 的重吸收而引起水肿。雄激素还能使基础代谢率增加。

（6）甾体激素的作用机制：游离型甾体激素分子量小，具有脂溶性，可透过细胞膜进入靶细胞内，与特异受体结合，使后者在结构上发生构象变化，从而成为有活性的分子，与特定基因上的应答元件结合，发挥激活或抑制基因表达的调控作用。目的基因被激活后，RNA 聚合酶转录遗传信息，形成前信使核糖核酶,经剪切为 mRNA 后进入胞浆,在核糖体上翻译成基因编码的蛋白,从而引起相应的生物效应。

5. 卵巢分泌的多肽激素

卵巢除分泌甾体激素外,还分泌一些多肽激素和生长因子。

（1）抑制素（inhibin）、激活素（activin）、卵泡抑制素（follistatin）

卵巢颗粒细胞分泌 2 种抑制素（抑制素 A 和抑制素 B）、3 种激活素（激活素 A、激活素 B 和激活素 AB）。这些多肽激素对垂体 FSH 的合成和分泌具有反馈调节作用,并在卵巢局部调节卵泡膜细胞对促性腺激素的反应性。

（2）生长因子（growth factor）

生长因子是调节细胞增生和分化的多肽物质,与靶细胞上的特异性受体结合后发挥生物效应。胰岛素样生长因子（insulin-like growth factor, IGF）、表皮生长因子（epidermal growth factor, EGF）、血管内皮生长因子（vascular endothelial growth factor, VEGF）、转化生长因子（transforming growth factor, TGF）、成纤维细胞生长因子（fihroblast growth factor, FGF）、血小板衍生生长因子（platelet-derived growthfactor. PDGF）等生长因子通过自分泌或旁分泌形式参与卵泡生长发育的调节。

（二）内生殖器其他部位的周期性变化

卵巢周期使女性生殖器发生一系列周期性变化,尤以子宫内膜的周期性变化最为显著,故称为月经周期（menstrual cycle）。

1. 子宫内膜的周期性变化

（1）子宫内膜的组织学变化

子宫内膜分为基底层和功能层（图 1-11）。基底层不受月经周期中卵巢激素变化的影响,在月经期不发生脱落;功能层受卵巢激素的影响呈现周期性变化,月经期坏死脱落。正常一个月经周期以 28 日为例,其组织形态的周期性改变可分为 3 期(图 1-12)。

①增生期(prolierative phase):月经周期的第 5 ~ 14 日,相当于卵泡发育成熟阶段。在卵泡期雌激素作用下,子宫腺(uterine gland)和基质细胞(stroma cell)呈增生状态。

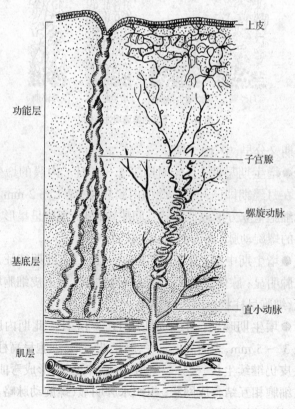

图1-11 子宫腺与螺旋动脉

上皮

功能层

子宫腺

螺旋动脉

基底层

直小动脉

肌层

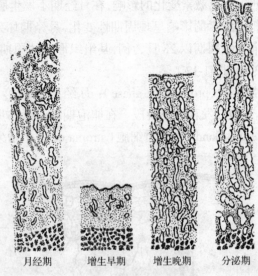

| 月经期 | 增生早期 | 增生晚期 | 分泌期 |

图 1-12 子宫内膜周期性变化

增生期又分早、中、晚 3 期。

●增生期早期：月经周期第 5～7 日。内膜的增生与修复在月经期即已开始。此期内膜较薄，仅 1～2 mm。腺上皮细胞呈立方形或低柱状。间质较致密，细胞呈星形。间质中的螺旋动脉（coiled avtery）较直，壁薄。

●增生期中期：月经周期第 8～10 日。此期特征是间质水肿明显；腺体数增多、增长，呈弯曲形；腺上皮细胞增生活跃，细胞呈柱状，且有分裂象。

●增生期晚期：月经周期第 11～14 日。此期内膜增厚至 3～5 mm，表面高低不平，略呈波浪形，细胞呈高柱状，腺上皮仍继续生长，核分裂象增多，腺体更长，形成弯曲状。间质细胞相互结合成网状；组织水肿明显，螺旋动脉略呈弯曲状，管腔增大。

②分泌期（cretory phase）：月经周期的第 15 ～ 28 日。黄体形成后，在孕激素作用下，子宫内膜呈分泌反应。分泌期分早、中、晚 3 期。

●分泌期早期：月经周期第 15 ～ 19 日。此期内膜腺体更长，屈曲更明显。腺上皮细胞的核下开始出现含糖原的小泡，称核下空泡，为分泌早期的组织学特征。

●分泌期中期：月经周期第 20 ～ 23 日。内膜较前更厚并呈锯齿状。腺体内的分泌上皮细胞顶端胞膜破裂，细胞内的糖原排入腺腔称顶浆分泌。此期间质高度水肿、疏松，螺旋动脉增生、卷曲。

●分泌期晚期：月经周期第 24 ～ 28 日。此期为月经来潮前期。子宫内膜增厚呈海绵状。内膜体开口面向宫腔，有糖原等分泌物溢出，间质更疏松、水肿，表面上皮细胞下的间质分化为肥大的蜕膜样细胞。此期螺旋动脉迅速增长超出内膜厚度，也更弯曲，血管管腔也扩张。

③月经期（menstrual phase）：月经周期第 1 ～ 4 日。此时雌、孕激素水平下降，使内膜中前列腺素的合成活化。前列腺素能刺激子宫肌层收缩而引起内膜功能层的螺旋动脉持续痉挛，内膜血流减少。受损缺血的坏死组织面逐渐扩大。组织变性、坏死，血管壁通透性增加，使血管破裂导致内膜底部血肿形成，促使组织坏死剥脱。变性、坏死的内膜与血液相混而排出，形成月经血。

（2）子宫内膜的生物化学变化

排卵前在雌激素作用下子宫内膜间质细胞产生酸性黏多糖（acid mucopolysaccharides, AMPs）。AMPs 在间质中浓缩聚合，成为内膜间质的基础物质，对增生期子宫内膜及其血管起支架作用。排卵后孕激素抑制 AMPs 的生成和聚合，并促使其降解,致使子宫内膜黏稠的基质减少,血管壁的通透性增加,有利于营养及代谢产物的交换,有利于孕卵的着床及发育。

在子宫内膜溶酶体中含有各种水解酶如酸性磷酸酶、葡萄糖醛酸酶等,能使蛋白、核酸和黏多糖分解。雌、孕激素能促使这些水解酶的合成。由于孕酮具有稳定溶酶体膜的作用,这些水解酶平时贮存在溶酶体内,不具活性。排卵后若卵子未受精,黄体经一定时间后萎缩,此时雌、孕激素水平下降,溶酶体膜的通透性增加,水解酶进入组织,影响子宫内膜的代谢,对组织有破坏作用,因而造成内膜的剥脱和出血。

月经来潮前,子宫内膜组织缺血、坏死、释放前列腺素 F 和内皮素 -1 等血管收缩因子,使子宫血管和肌层节律性收缩,进而导致内膜功能层迅速缺血坏死、崩解脱落。

2. 宫颈黏液的周期性变化

在卵巢性激素的影响下,宫颈腺细胞分泌黏液,其物理、化学性质及其分泌量均有明显的周期性改变。月经净后,体内雌激素水平降低,宫颈管分泌的黏液量很少。雌激素可刺激分泌细胞的分泌功能,随着雌激素水平不断提高,至排卵期黏液分泌量增加,黏液稀薄、透明,拉丝度可达 10 cm 以上。若将黏液作涂片检查,干燥后可见羊齿植物叶状结晶,这种结晶在月经周期第 6 ~ 7 日开始出现,到排卵期最为清晰而典型。排卵后受孕激素影响,黏液分泌量逐渐减少,质地变黏稠而浑浊,拉丝度差,易断裂。涂片检查时结晶逐渐模糊,至月经周期第 22 日左右完全消失,而代之以排列成行的椭圆体。临床上根据宫颈黏液检查,可了解卵巢功能。

宫颈黏液是含有糖蛋白、血浆蛋白、氯化钠和水分的水凝胶。宫颈黏液中的氯化钠含量,在月经前后,仅占黏液干重的 2%～20%；而在排卵期则为黏液干重的 40%～70%。由于黏液是等渗的，氯化钠比例的增加势必导致水分亦相应增加，故排卵期的宫颈黏液稀薄而量多。宫颈黏液中的糖蛋白排列成网状。近排卵时，在雌激素影响下网眼变大。

根据上述变化，可见排卵期宫颈黏液最适宜精子通过。雌、孕激素的作用使宫颈在月经周期中对精子穿透发挥着生物阀作用。

3. 阴道黏膜的周期性变化

在月经周期中，阴道黏膜呈现周期性改变，这种改变在阴道上段最明显。排卵前，阴道上皮在雌激素的作用下，底层细胞增生，逐渐演变为中层与表层细胞，使阴道上皮增厚；表层细胞出现角化，其程度在排卵期最明显。细胞内富有糖原，糖原经寄生在阴道内的阴道杆菌分解成乳酸，使阴道内保持一定酸度，可以防止致病菌的繁殖。排卵后在孕激素的作用下，主要为表层细胞脱落。临床上常借助阴道脱落细胞的变化了解体内雌激素水平和有无排卵（图1-13）。

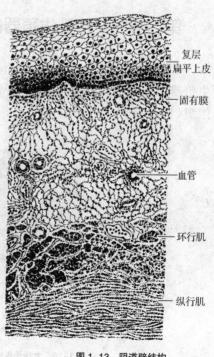

图 1-13　阴道壁结构

複層扁平上皮
固有膜
血管
环行肌
纵行肌

4.输卵管的周期性变化

输卵管的周期性变化包括形态和功能两方面。在雌激素的作用下,输卵管黏膜上皮纤毛细胞生长,体积增大;非纤毛细胞分泌增加,为卵子提供运输和种植前的营养物质。雌激素还促进输卵管发育及输卵管肌层的节律性收缩。孕激素则能增加输卵管的收缩速度,减少输卵管的收缩频率。孕激素与雌激素间有许多制约的作用,孕激素可抑制输卵管黏膜上皮纤毛细胞的生长,减弱分泌细胞分泌黏液的功能。雌、孕激素的协同作用,保证受精卵在输卵管内的正常运行。

第二节　女性外生殖器的解剖与生理

女性外生殖器(external genitalia)又称女阴(vulva),指生殖器的外露部分,包括两股内侧从耻骨联合到会阴之间的组织(图1-14)。

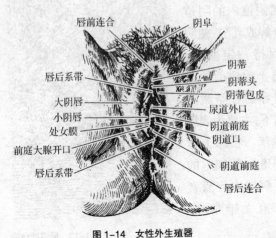

图1-14　女性外生殖器

1. 阴阜

阴阜(mons pubis)即耻骨联合前方的皮肤隆起,皮下富有脂肪。青春期该部皮肤开始生长阴毛,分布呈尖端向下的三角形。阴毛的密度和色泽存在种族和个体差异。

2. 大阴唇

大阴唇(iabium majus)是邻近两股内侧的一对纵长隆起的皮肤皱襞,起自阴阜,止于会阴。两侧大阴唇前端为子宫圆韧带终点,后端在会阴体前相融合,分别形成阴唇的前、后联合。大阴唇外侧面与皮肤相同,内有脂腺和汗腺,青春期长出阴毛;其内侧面皮肤湿润似黏膜。大阴唇皮下脂肪层含有丰富的血管、淋巴管和神经,受伤后易出血形成血肿。未婚妇女的两侧大阴唇自然合拢;经产后向两侧分开;绝经后呈萎缩状,阴毛稀少。

3. 小阴唇

小阴唇(1abium minus)系位于大阴唇内侧的一对薄皱襞。表面湿润、色褐、无毛,富含神经末梢,故非常敏感。两侧小阴唇在前端相互融合,并分为前后两叶包绕阴蒂,前叶形成阴蒂包皮,后叶形成阴蒂系带。小阴唇后端与大阴唇后端相汇合,在正中线形成阴唇系带。

4. 阴蒂

阴蒂(clitoris)位于两小阴唇顶端的联合处,系与男性阴茎相似的海绵体组织,具有勃起性。它分为三部分,前端为阴蒂头,显露于外阴,富含神经末梢,极敏感;中为阴蒂体;后为两个阴蒂脚,附着于两侧耻骨支。

5. 阴道前庭

阴道前庭(vaginal vestibule)为两侧小阴唇之间的菱形区(图1-15)。其前为阴蒂,后为阴唇系带。在此区域内,前

方有尿道外口,后方有阴道口,阴道口与阴唇系带之间有一浅窝,称舟状窝(又称阴道前庭窝)。在此区域内尚有以下各部:

(1)前庭球(vestibularbulb):又称球海绵体,位于前庭两侧,由具有勃起性的静脉丛构成,其前部与阴蒂相接,后部与前庭大腺相邻,表面被球海绵体肌覆盖。

(2)前庭大腺(major vestibular gland):又称巴多林腺(Bartholin gland),位于大阴唇后部,被球海绵体肌覆盖,如黄豆大,左右各一。腺管细长(1～2 cm),向内侧开口于前庭后方小阴唇与处女膜之间的沟内。性兴奋时分泌黏液起润滑作用。正常情况下不能触及此腺。若因腺管口闭塞,可形成囊肿。

(3)尿道口(urethral orifice):位于阴蒂头后下方的前庭前部,略呈圆形。其后壁上有一对并列腺体称为尿道旁腺(paraurethral gland),其分泌物有润滑尿道口作用。此腺常有细菌潜伏。

(4)阴道口(vaginal orifice)及处女膜(hymen):阴道

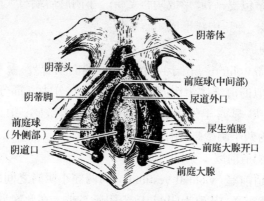

图1-15 阴道前庭

口位于尿道口后方的前庭后部。其周缘覆有一层较薄的黏膜，称为处女膜。膜的两面均为鳞状上皮所覆盖，其间含有结缔组织、血管与神经末梢，有一孔，多在中央，孔的形状、大小及膜的厚薄因人而异。处女膜可因性交或剧烈运动而破裂，并受分娩影响，产后仅留有处女膜痕。

第三节　乳房及盆部的解剖与生理

一、乳房的解剖与生理

乳房（mamma or breast）在成年女性与男性间区别很大。女性乳房于青春期后开始发育生长，妊娠末期和哺乳期有分泌活动。男性乳房不发达。

（一）位置

女性乳房位于胸前部，内侧达到同侧的胸骨缘，外侧为同侧的腋中线，上缘达到第 2 肋骨水平，下缘到第 6 肋骨水平，大部分的乳腺位于胸大肌的表面，小部分乳腺位于前锯肌、腹外斜肌及腹直肌前鞘的表面。青年女性乳头一般位于第 4 肋间或 5 肋间水平、锁骨线外 1 cm；中年女性乳头位于第 6 肋间水平、锁骨中线外 1 ～ 2 cm。

（二）形态

乳房的形态可因种族、遗传、年龄、哺乳等因素而差异较大。一般哺乳后有一定程度的下垂或略呈扁平。老年妇女的乳房常萎缩下垂且松软。成年未育妇女的乳房一般呈半球形，富有弹性。乳房中央有乳头（mammary papilla），顶端有输乳管的开口，乳头周围的皮肤色素较多，形成乳晕（areola of breast），乳晕的直径为 3 ～ 4 cm，色泽各异，青春期呈玫瑰红色，妊娠期、哺乳期色素沉着加深，呈深褐色。乳晕表面有许多隆起,其深面为乳晕腺(areolar gland),可分泌脂性物质滑润乳头(图 1-16)。

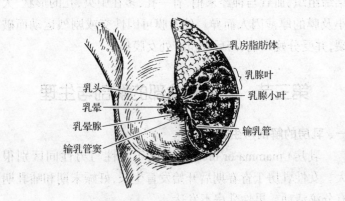

图 1-16　女性乳房

（三）结构

乳房由乳腺、脂肪组织和纤维组织构成(图 1-17)。

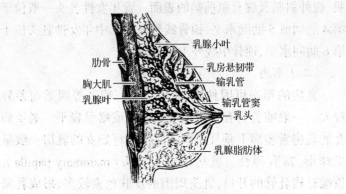

图 1-17　女性乳房矢状断面

1. 乳腺叶

乳腺是实质性器官,外有结缔组织被膜。被膜结缔组织伸入实质把乳腺分隔成 15 ～ 20 个乳腺叶(lobe of mammary gland),每叶又分若干乳腺小叶(lobule of mammary gland)。乳腺内的结缔组织、神经、血管和淋巴管构成间质。乳腺为复管泡状腺,一个叶就是一个单独的腺,它们构成了乳腺的实质。

2. 输乳管

每一个单独的腺均由腺泡和导管构成,腺泡上皮为单层立方或柱状,腺腔小。上皮外有基膜,上皮细胞与基膜之间有肌上皮细胞。导管逐渐汇合成总导管,称为输乳管(lactiferous ducts),其上皮由单层柱状逐渐移行为复层扁平上皮。每一个乳腺叶有一条输乳管,行向乳头,在近乳头处扩大成输乳管窦(lactiferous sinus),其末端开口于乳头。乳腺叶和输乳管均以乳头为中心呈放射状排列,乳房手术时宜作放射状切口,以减少对乳腺和输乳管的损伤。

3. 纤维组织

乳房皮肤与乳腺深面的胸肌筋膜之间的结缔组织束称乳房悬韧带(suspensory ligamemt of breast)或 Cooper 韧带,对乳房起固定和支持作用。当乳腺癌侵及此韧带时,韧带缩短,牵拉皮肤内陷,使皮肤出现不同程度凹陷区,称"酒窝征",这是乳腺癌的早期表现之一。当乳癌继续发展,表面皮肤因皮内和皮下淋巴管被癌细胞堵塞而引起局部淋巴水肿,而毛囊和皮脂腺处的皮肤与皮下组织连接紧密,水肿不明显,因而局部皮肤出现点状凹陷,呈现"橘皮样变",是乳腺癌晚期体症之一。

4. 脂肪组织

呈囊状包于乳腺周围,形成一个半球的整体,这层囊状脂肪组织称脂肪囊。脂肪囊的薄厚可因年龄、生育等原因个体差异很大。脂肪组织的多少是决定乳房大小的重要因素之一。

（四）乳房的血管、淋巴管

1. 动脉

乳房的动脉主要有三个来源：胸部内动脉穿支、腋动脉分支及上位肋间动脉的前穿支。

2. 静脉

乳房具有丰富的皮下静脉网,位于浅筋膜浅层的后面。其特点是位置表浅,利用红外线观察多见横向引流至胸部内静脉,部分与对侧吻合。接近皮肤,妊娠时可见浅静脉显著扩张,在乳房有病变发展迅速时,浅静脉可明显曲张,局部皮温随之升高,因此有助于诊断。

3. 淋巴管

（1）乳房外侧部和上部的淋巴管

沿胸大肌注入胸肌淋巴结,其输出管注入腋窝中央淋巴结和尖淋巴结。这是乳癌早期转移的重要途径。

（2）乳房内侧部淋巴管

注入胸骨旁淋巴结,其输出管注入锁骨上淋巴结或直接注入右淋巴导管（右侧）、胸导管（左侧）。

（3）乳房内下侧部淋巴管

与腹前壁和膈的淋巴管相交通,并和肝的淋巴管吻合。

（4）乳房深部淋巴管

穿过胸肌注入腋窝尖淋巴结。

（5）乳房浅部淋巴管

与皮肤淋巴管有广泛的吻合。

上述淋巴回流通道因癌细胞阻塞时,癌肿的淋巴可逆流,使癌细胞出现在更远部位,如对侧乳房,对侧腋淋巴结、腹股沟淋巴结、颈淋巴结等(图 1-18)。

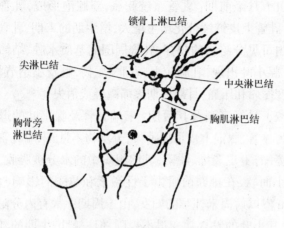

图 1-18　乳房的淋巴引流

(五)女性月经期的乳腺变化

1.影响乳房的内分泌激素

(1)雌激素:可促进乳腺导管的上皮增生,乳管及小叶周围结缔组织发育,使乳管延长并分支。

(2)孕激素:其主要作用为促进乳腺小叶及腺泡的发育,在雌激素刺激乳腺导管发育的基础上,使乳腺得到充分的发育。

这两种激素都不能单独发挥作用,必须有完整的垂体功能系统的控制。

2.乳腺的周期性变化

乳腺是女性性征的重要标志,乳腺自胚胎期发生至老年期退缩,历经胚胎期、幼儿期、青春期、妊娠期、哺乳期和老年期的变化,各时期内乳腺改变均受内分泌的影响,即随着卵巢的周期变化而发生相应的变化。特别是乳腺随月经周期的变化而发生增生或退化改变的。

（1）月经前期：乳管系统膨胀，新腺泡形成，乳管管腔扩大，乳管上皮继续分化增生增大，增生期的末期，乳管和腺小叶内可见分泌物的积存，乳管周围的基质水肿、结缔组织增生，腺小叶出现，乳腺较大、发胀、质韧，触及小结节状，伴有轻度疼痛和压痛，月经后期疼痛减轻或消失。

（2）月经来潮及其后期：末端乳管及腺小叶的退化复原最为显著，腺泡上皮可以消失，分泌物不见，末端乳管及小乳管萎缩，上皮萎缩、脱落，乳腺组织中的水分被吸收，乳腺趋于小而软，在排卵前后由于性激素和孕酮的影响略有增生，30岁以后尚未怀孕的妇女，由于周期中常有内分泌的不协调，其小叶的发育常变得不规则，但一般增生期的乳腺大多有腺小叶充分增生，只有少数小叶保持退化复原状态。

二、盆部的解剖与生理

盆部（pelvis）和会阴紧密相连，是躯干的一部分。盆部分别与上方的腹部和下方的会阴延续，并且与下肢和脊柱相连。盆部以骨盆为支架，骨盆、肌和筋膜围成盆腔（pelvis cavity）。盆腔内容纳消化、泌尿和生殖系统的器官（图1-1）。

（一）盆腔临近器官

女性生殖器官与盆腔其他脏器互相邻接，其血管、淋巴及神经有密切联系。某一器官病变时，可累及其邻近器官。

1. 尿道

尿道（urethra）为一肌性管道，从膀胱三角尖端开始，穿过泌尿生殖隔，终于阴道前庭部的尿道外口。长4～5 cm，直径约0.6 cm。尿道内括约肌为不随意肌，尿道外括约肌为随意肌,与会阴深横肌紧密相连。由于女性尿道短而直,又接近阴道,易引起泌尿系统感染。

2. 膀胱

膀胱(urinary bladder)为一囊状肌性器官,排空的膀胱为锥体形,分为尖、底、体和颈 4 部分,位于耻骨联合之后、子宫之前。其大小、形状可因其充盈状态及邻近器官的情况而变化。空虚时膀胱全部位于盆腔内,膀胱充盈时可凸向盆腔甚至腹腔。前腹壁下部腹膜覆盖膀胱尖,向后移行达子宫前壁,两者之间形成膀胱子宫陷凹。膀胱壁由浆膜、肌层及黏膜三层构成,肌层由平滑肌纤维组成,外层和内层多为纵行,中层主要为环行,三层相互交织,对排尿起重要作用。膀胱底部黏膜形成的三角区称膀胱三角,三角的尖向下为尿道内口,三角底的两侧为输尿管口,两口相距约 2.5 cm。此部与宫颈及阴道前壁相邻,其间组织较疏松。

3. 输尿管

输尿管(ureter)为一对肌性圆索状长管,起自肾盂,开口于膀胱,长约 30 cm,粗细不一,最细部分内径仅 3 ~ 4 mm,最粗可达 7 ~ 8 mm。女性输尿管自肾盂起始后在腹膜后沿腰大肌前面偏中线侧下行(腰段);在骶髂关节处跨越髂外动脉起点的前方进入骨盆腔(盆段);并继续在腹膜后沿髂内动脉下行,达阔韧带基底部向前内方行,在宫颈外侧约 2 cm 处,在子宫动脉下方与之交叉,再经阴道侧穹隆顶端绕向前内方,穿越主韧带前方的输尿管隧道,进入膀胱底,在膀胱肌壁内斜行 1.5 ~ 2.0 mm(壁内段)开口于膀胱三角底的外侧角。在施行子宫切除结扎子宫动脉时,应避免损伤输尿管(图1-19)。

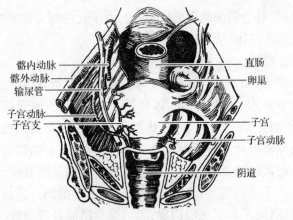

图 1-19　子宫动脉与输尿管

4. 直肠

直肠（rectum）位于盆腔后部，上接乙状结肠，下接肛管。从左侧骶髂关节至肛门，全长 15～20 cm。前为子宫及阴道，后为骶骨。直肠 1/3 段为腹膜间位器官，腹膜覆盖直肠前面及两侧面；中 1/3 段为腹膜外器官，仅前面被腹膜覆盖；直肠下 1/3 段全部位于腹膜外。直肠中段腹膜折向前上方，覆于宫颈及子宫后壁，形成直肠子宫陷凹。肛管长 2～3 cm，在其周围有肛门内外括约肌及肛提肌，而肛门外括约肌为骨盆底浅层肌的一部分。妇科手术及分娩处理时应注意避免损伤肛管、直肠。

5. 阑尾

阑尾（vermiform appendix）根部开口于盲肠游离端的后内侧壁，远端游离，长 7～9 cm，通常位于右髂窝内。其位置、长短、粗细变化较大，有的下端可达右侧输卵管及卵巢部位。因此，女性患阑尾炎时有可能累及子宫附件，应注意鉴别诊断。妊娠期阑尾位置可随妊娠月份增加而逐渐向上外方移位。

（二）盆腔血管、淋巴、神经

1.动脉

女性内外生殖器官的血液供应主要来自卵巢动脉、子宫动脉、阴道动脉及阴部内动脉。

（1）卵巢动脉：右侧自腹主动脉分出，左侧由肾动脉发出。在腹膜后沿腰大肌前下行至骨盆腔，跨过输尿管与髂总动脉下段，经骨盆漏斗韧带向内横行，再经卵巢系膜进入卵巢门。卵巢动脉在输卵管系膜内进入卵巢门前分出若干支供应输卵管，其末梢在宫角附近与子宫动脉上行的卵巢支相吻合。

（2）子宫动脉：为髂内动脉前干分支，在腹膜后沿骨盆侧壁向下向前行，经阔韧带基底部、宫旁组织到达子宫外侧（相当于宫颈内口水平）约 2 cm 处横跨输尿管至子宫侧缘，此后分为上、下两支：上支较粗，沿子宫侧缘迂曲上行称宫体支，至宫角处又分为宫底支（分布于宫底）、卵巢支（与卵巢动脉末梢吻合）及输卵管（分布于输卵管）；下支较细，分布于宫颈及阴道上段称宫颈–阴道支（图 1-19）。

（3）阴道动脉：为髂内动脉前干分支，有许多小分支分布于阴道中下段的前后面及膀胱顶、膀胱颈。阴道动脉与子宫动脉阴道支和阴部内动脉分支相吻合。阴道上段由子宫动脉宫颈—阴道支供应，中段由阴道动脉供应，下段主要由阴部内动脉和痔中动脉供应。

（4）阴部内动脉：为髂内动脉前干终支，经坐骨大孔的梨状肌下孔穿出骨盆腔，绕过坐骨棘背面，再经坐骨小孔到达坐骨肛门窝，并分出 4 支：①痔下动脉：分布于直肠下段及肛门部；②会阴动脉：分布于会阴浅部；③阴唇动脉：分布于大、小阴唇；④阴蒂动脉：分布于阴蒂及前庭球。

2.静脉

盆腔静脉均与同名动脉伴行，并在相应器官及其周围形成静脉丛，且互相吻合，故盆腔静脉感染容易蔓延。卵巢静脉出卵巢门后形成静脉丛，与同名动脉伴行，右侧汇入下腔静脉，左侧汇入左肾静，故左侧盆腔静脉曲张较多见。

3.淋巴

女性生殖器官和盆腔具有丰富的淋巴系统，淋巴结一般沿相应的血管排列，其数目、大小和位置均不恒定。分为外生殖器淋巴与盆腔淋巴两组。

（1）外生殖器淋巴

①腹股沟浅淋巴结：分上、下两组，上组沿腹股沟韧带排列，收纳外生殖器、会阴、阴道下段及肛门部的淋巴；下组位于大隐静脉末端周围，收纳会阴及下肢的淋巴。其输出管大部分汇入腹股沟深淋巴结，少部分汇入髂外淋巴结。

②腹股沟深淋巴结：位于股管内、股静脉内侧，收纳阴蒂、股静脉区及腹股沟浅淋巴结，汇入闭孔、髂内等淋巴结。

（2）盆腔内淋巴

①髂淋巴组：由髂内、髂外及髂总淋巴结组成。

②骶前淋巴组：位于骶骨前面。

③腰淋巴结：位于腹主动脉旁。

阴道下段淋巴主要汇入腹股沟浅淋巴结。阴道上段淋巴回流基本与宫颈淋巴回流相同，大部汇入闭孔淋巴结与髂内淋巴结；小部汇入髂外淋巴结，并经宫骶韧带汇入骶前淋巴结。宫体、宫底、输卵管、卵巢淋巴均汇入腰淋巴结。宫体两侧淋巴沿圆韧带汇入腹股沟浅淋巴结。当内、外生殖器官发生感染或癌瘤时,往往沿各部回流的淋巴管扩散,引起相应淋巴结肿大(图 1-20)。

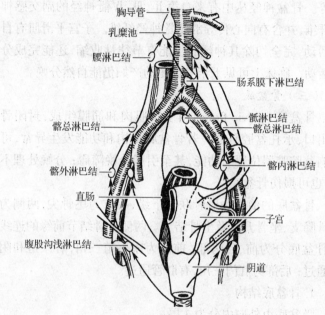

图 1-20　直肠和子宫的淋巴回流

4. 神经

(1)外生殖器的神经支配

外阴部主要由阴部神经支配。由第Ⅱ、Ⅲ、Ⅳ骶神经分支组成,含感觉和运动神经纤维,与阴部内动脉取相同途径,在坐骨结节内侧下方分成会阴神经、阴蒂背神经及肛门神经(又称痔下神经)3 支,分布于会阴、阴唇、阴蒂、肛门周围。

(2)内生殖器的神经支配

内生殖器主要由交感神经与副交感神经所支配。交感神经纤维自腹主动脉前神经丛分出,进入盆腔后分为两部分:①卵巢神经丛:分布于卵巢和输卵管;②骶前神经丛:大部分在宫颈旁形成骨盆神经丛,分布于宫体、宫颈、膀胱上部等。骨盆神经丛中有来自第Ⅱ、Ⅲ、Ⅳ骶神经的副交感神经纤维,并含有向心传导的感觉神经纤维。子宫平滑肌有自律活动,完全切除其神经后仍能有节律性收缩,还能完成分娩活动。临床上可见下半身截瘫的产妇仍能自然分娩。

（三）骨盆底

骨盆底（pelvic floor）由多层肌肉和筋膜组成,封闭骨盆出口,承托盆腔脏器。若骨盆底结构和功能发生异常,可影响盆腔脏器位置与功能,甚至引起分娩障碍;分娩处理不当,也可损伤骨盆底。

骨盆底的前方为耻骨联合下缘,后方为尾骨尖,两侧为耻骨降支、坐骨升支及坐骨结节。两侧坐骨结节前缘的连线将骨盆底分为前、后两部:前部为尿生殖三角,有尿道和阴道通过;后部为肛门三角,有肛管通过。

1.骨盆底结构

骨盆底由外向内分为3层:

（1）外层

即浅层筋膜与肌肉。在外生殖器、会阴皮肤及皮下组织的下面有会阴浅筋膜,其深面由3对肌肉及一括约肌组成浅肌肉层。此层肌肉的肌腱汇合于阴道外口与肛门之间,形成中心腱。

①球海绵体肌:位于阴道两侧,覆盖前庭球及前庭大腺,向后与肛门外括约肌互相交织。此肌收缩时能紧缩阴道。又称阴道括约肌。

②坐骨海绵体肌:从坐骨结节内侧沿坐骨升支内侧与

耻骨降支向上,最终集合于阴蒂海绵体(阴蒂脚处)。

③会阴浅横肌:自两侧坐骨结节内侧面中线汇合于中心腱。

④肛门外括约肌:为围绕肛门的环形肌束,前端汇合于中心腱。

(2)中层

即泌尿生殖隔。由上下两层坚韧筋膜及一层薄肌肉组成,覆盖于由耻骨弓与两坐骨结节所形成的骨盆出口前部三角形平面上,又称三角韧带。其中有尿道与阴道穿过。

①会阴深横肌:自坐骨结节的内侧面伸展至中心腱处。

②尿道括约肌:环绕尿道,控制排尿。

(3)内层

即盆膈(pelvic diaphragm)。为骨盆底最内层的坚韧层,由肛提肌及其内、外面各覆一层筋膜组成,由前向后有尿道、阴道及直肠穿过。肛提肌(1evator ani muscle)是位于骨盆底的成对扁肌,向下向内合成漏斗形。每侧肛提肌从前内向后外由3部分组成。

①耻尾肌:为肛提肌的主要部分,位于最内侧,肌纤维从耻骨降支内面沿阴道、直肠后,终止于尾骨,其中有小部分肌纤维终止于阴道和直肠周围,此层组织受损伤可导致膀胱、直肠膨出。

②髂尾肌:为居中部分,从腱弓(即闭孔内肌表面筋膜的增厚部分)后部开始,向中间及向后走行,与耻尾肌汇合,再经肛门两侧至尾骨。

③坐尾肌:为靠外后方的肌束,自两侧坐骨棘至尾骨与骶骨。肛提肌有加强盆底托力的作用。又因部分肌纤维在阴道及直肠周围密切交织,还有加强肛门与阴道括约肌的作

用。

2.会阴

广义的会阴（perieum）是指封闭骨盆出口的所有软组织，前为耻骨联合下缘，后为尾骨尖，两侧为耻骨降支、坐骨支、坐骨结节和骶结节韧带。狭义的会阴是指阴道口与肛门之间的软组织，厚 3 ~ 4 cm，由外向内逐渐变窄呈楔形，表面为皮肤及皮下脂肪，内层为会阴中心腱，又称会阴体（perineal body）。妊娠期会阴组织变软有利于分娩。分娩时保护会阴，可防止裂伤（图 1-21）。

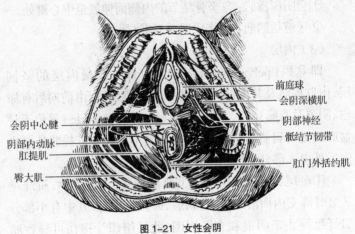

图 1-21　女性会阴

前庭球
会阴深横肌
阴部神经
骶结节韧带
肛门外括约肌

会阴中心腱
阴部内动脉
肛提肌
臀大肌

（朱晓红）

第二章　男性生殖系统的解剖与生理

　　男性生殖系统由外生殖器和内生殖器两部分组成。外生殖器包括阴茎、阴囊,内生殖器包括生殖腺(睾丸)、输送管道(附睾、输精管、射精管)和附属腺体(前列腺、精囊腺等)。其中,睾丸的主要功能是产生精子和分泌男性激素;附睾、输精管、射精管和尿道是运输精子的生殖管道,附睾还有暂时贮存、营养和促进精子成熟的作用;附属腺体的分泌物称为精浆,可以供给精子营养,并帮助其受精(图2-1)。

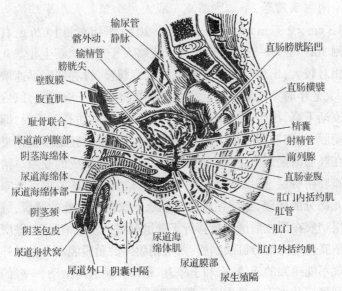

图 2-1　男性盆腔正中矢状断面

第一节 男性内生殖器的解剖与生理

一、男性内生殖器的解剖学基础

男性内生殖器包括睾丸、附睾、输精管、射精管、前列腺及精囊腺等。

（一）睾丸

1. 位置和形态

睾丸（testis）位于阴囊内，呈略扁的椭圆形，呈白色，左右各一，是产生精子和分泌男性激素的器官。睾丸分内外侧面、前后两缘、上下两端。内侧面与阴囊隔相贴，外侧面隆起，与阴囊外壁相贴；前缘游离，后缘与附睾和精索下部相接，又称睾丸系膜缘，有血管、淋巴和神经出入；上端后部由附睾头覆盖，下端则游离。成人每个睾丸大小平均约为 3.3 cm × 2.3 cm × 1.7 cm，重 10 ～ 20 g（平均左侧 10.20 g，右侧 10.70 g），一般是右侧略高于或略大于左侧。新生儿睾丸相对较大，出生后至性成熟之前发育缓慢，青春期后迅速增大，老年时则逐渐萎缩。睾丸在胚胎早期位于腹腔内，以后逐渐下降，出生时已降至阴囊中。睾丸的表面有三层膜，即鞘膜、白膜和血管膜。鞘膜实质是腹膜，鞘膜腔是腹膜鞘突在胚胎时随睾丸下降到阴囊后近端闭锁而形成的腔隙。鞘膜腔由脏层、壁层两部分围成，脏层鞘膜是指紧密覆盖于睾丸部分的鞘膜，壁层鞘膜是指脏层鞘膜部分以外的鞘膜，脏层鞘膜在睾丸后缘反折移行于壁层鞘膜。正常情况下，壁层鞘膜包绕大部分脏层鞘膜，两层鞘膜间的鞘膜腔内含少量外观不能感知的液体，有利于睾丸、附睾在阴囊内活动，一般的剧烈运动也不会受伤害。鞘膜积液即指鞘膜腔内，外观可以感知的液体过量（图 2-2）。

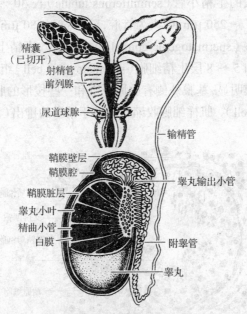

图 2-2　睾丸和附睾的结构及排精路径

2.组织结构

睾丸表面包有一层厚而坚韧的致密结缔组织膜,呈苍白色,故称白膜（tunica albuginea）。白膜在睾丸后缘增厚形成睾丸纵隔（mediastinum testis）,纵隔的结缔组织呈放射状伸入睾丸实质,形成睾丸小隔（septula testis）,将睾丸分成 200 ～ 300 个锥体形睾丸小叶（lobules of testis）,每个小叶包含 3 ～ 4 根生精小管,生精小管之间的疏松结缔组织称睾丸间质。生精小管的末端结合成精直小管,进入睾丸纵隔内吻合成睾丸网。再由睾丸网发出 15 ～ 20 条睾丸输出小管,最后汇合为总管,经睾门进入附睾头。

（1）生精小管

成人的生精小管（seminiferous tubule）长 30 ～ 70 cm，直径 150 ～ 250 μm，中央为管腔，壁厚 60 ～ 80 μm，主要由生精上皮（spermatogenic epithelium）构成。生精上皮由支持细胞和 5 ～ 8 层生精细胞（spermatogenic cell）组成，上皮下的基膜明显，基膜外侧有胶原纤维和一些梭形的肌样细胞（myoid cell）。肌样细胞收缩时有助于精子的排出（图 2-3）。

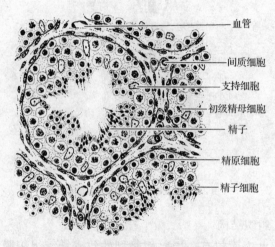

图 2-3　生精小管与睾丸间质模式图

①生精细胞

生精细胞包括精原细胞、初级精母细胞、次级精母细胞、精子细胞和精子。在青春期前，生精小管管腔小，管壁中只有支持细胞和精原细胞。自青春期开始，在垂体促性腺激素的作用下，生精细胞不断增殖分化，形成精子，生精小管壁内可见不同发育阶段的生精细胞。从精原细胞至形成精子的过程称精子发生（spermatogenesis）。

●精原细胞:精原细胞(spermatogonia)紧贴生精上皮基膜,圆形或椭圆形,直径约 12 μm,胞质内除核糖体外,细胞器不发达。精原细胞分 A、B 两型。A 型精原细胞的核呈椭圆形,染色质深染,核中央常见淡染的小泡;或染色质细密,有 1～2 个核仁附在核膜上。A 型精原细胞是生精细胞中的干细胞,经过不断的分裂增殖,一部分 A 型精原细胞继续作为干细胞,另一部分分化为 B 型精原细胞。B 型精原细胞核圆形,核膜上附有较粗的染色质颗粒,核仁位于中央,B 型精原细胞经过数次分裂后,分化为初级精母细胞。

●初级精母细胞:初级精母细胞(primary spermatocyte)位于精原细胞近腔侧,体积较大,直径约 18 μm,核大而圆,染色体核型为 46, XY。细胞经过 DNA 复制后(4n DNA),进行第一次成熟分裂,形成 2 个次级精母细胞。由于第一次成熟分裂的分裂前期历时较长,所以在生精小管的切面中常可见到处于不同增殖阶段的初级精母细胞。

●次级精母细胞:次级精母细胞(second spermatocyte)位置靠近管腔,直径约 12 μm,核圆形,染色较深,染色体核型为 23, X 或 23, Y(2n DNA)。每条染色体由 2 条染色单体组成,通过着丝粒相连。次级精母细胞不进行 DNA 复制,即进入第二次成熟分裂,染色体的着丝粒断开,染色单体分离,移向细胞两极,形成两个精子细胞,精子细胞的染色体核型为 23, X 或 23, Y(1N DNA)。由于次级精母细胞存在时间短,故在生精小管切面中不易见到。

成熟分裂又称减数分裂(meiosis),只发生在生殖细胞。成熟分裂的特点是:成熟分裂后的生殖细胞,染色体数目减半,由二倍体的细胞变成了单倍体细胞,受精(两性生殖细胞结合)后,合子(受精卵)又重新获得与亲代细胞相同的染色体数,保证了物种染色体数目的恒定。

●精子细胞:精子细胞(spermatid)位近管腔,直径约8 μm,核圆,染色质致密。精子细胞是单倍体,细胞不再分裂,它经过复杂的变化,由圆形逐渐分化转变为蝌蚪形的精子,这个过程称精子形成(spermiogenesi)。主要变化是:A. 细胞核染色质极度浓缩,核变长并移向细胞的一侧,构成精子的头部;B. 高尔基复合体形成顶体泡,逐渐增大,凹陷为双层帽状覆盖在核的头端,成为顶体(acrosome);C. 中心粒迁移到细胞核的尾侧(顶体的相对侧),发出轴丝,随着轴丝逐渐增长,精子细胞变长,形成尾部(或称鞭毛);D. 线粒体从细胞周边汇聚于轴丝近段的周围,盘绕成螺旋形的线粒体鞘;E. 在细胞核、顶体和轴丝的表面仅覆有细胞膜和薄层细胞质,多余的细胞质逐渐汇集于尾侧,形成残余胞质,最后脱落(图2-4)。

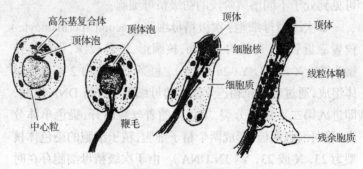

图2-4 精子形成模式图

●精子:精子(spermatozoon)形似蝌蚪,长约60 μm,分头、尾两部。头部正面观呈卵圆形,侧面观呈梨形。头内主要有一个染色质高度浓缩的细胞核,核的前2/3有顶体覆盖。顶体内含多种水解酶,如顶体蛋白酶、透明质酸酶、酸性磷酸酶等。在受精时,精子释放顶体酶,分解卵子外周的放射冠与透明带,进卵内。尾部是精子的运动装置,可分为颈段、中段、主段和末段四部分。颈段短,其内主要是中心粒,由中心粒发出 9+2 排列的微管,构成鞭毛中心的轴丝。在中段,轴丝外侧有 9 根纵行外周致密纤维,外侧再包有一圈线粒体鞘,为鞭毛摆动提供能量,使精子得以快速向前运动。主段最长,轴丝外周无线粒体鞘,代之以纤维鞘。末段短,仅有轴丝(图 2-5)。

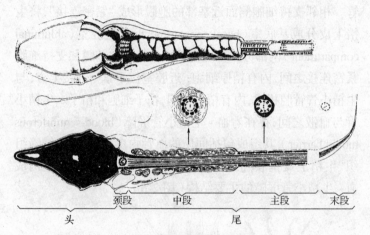

图 2-5　精子超微结构模式图

精原细胞发育为精子,在人需(64±4.5)天。一个精原细胞增殖分化所产生的各级生精细胞,细胞质并未完全分开,细胞间始终有细胞质桥相连,形成一个同步发育的细胞群。在生精小管的不同节段,精子的发生是不同步的,后一节段比前一节段的精子发生稍晚,故生精小管可以一批接一批持续不断地产生精子。故在睾丸组织切片中,可见生精小管的不同断面具有不同发育阶段生精细胞的组合。

②支持细胞

支持细胞（sustentacular cell）又称 Sertoli 细胞。在光镜下，支持细胞轮廓不清，核常呈不规则形，核染色质稀疏，染色浅，核仁明显。电镜观察下，支持细胞呈不规则锥体形，基部紧贴基膜，顶部伸达管腔，侧面和腔面有许多不规则凹陷，其内镶嵌着各级生精细胞。

胞质内高尔基复合体较发达，有丰富的粗面内质网、滑面内质网、线粒体、溶酶体和糖原颗粒，并有许多微丝和微管。相邻支持细胞侧面近基部的胞膜形成"紧密连接"，将生精上皮分成基底室（basal compartment）和近腔室（abluminal compartment）两部分。基底室位于生精上皮基膜和支持细胞紧密连接之间，内有精原细胞；近腔室位于紧密连接上方，与生精小管管腔相通，内有精母细胞、精子细胞和精子。生精小管与血液之间，存在着血-生精小管屏障（blood-seminiferous tubule barrier），其组成包括间质的血管内皮及其基膜、结缔组织、生精上皮基膜和支持细胞紧密连接。紧密连接是构成血-生精小管屏障的主要结构（图 2-6）。

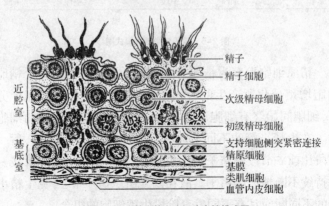

图 2-6　生精小管上皮细胞电镜模式图

支持细胞有多方面的功能。主要有：其对生精细胞起支持和营养作用；其微丝和微管的收缩可使不断成熟的生精细胞向腔面移动，并促使精子释放入管腔；精子形成过程中脱落下来的残余胞质，可被支持细胞吞噬和消化；支持细胞分泌的少量液体有助于精子的运送；分泌物中含有一种抑制素（inhibin），它可抑制垂体前叶合成和分泌 FSH；支持细胞在 FSH 和雄激素作用下，还能合成雄激素结合蛋白（androgen binding protein, ABP），ABP 与雄激素结合，以保持生精小管内雄激素的水平，促进精子发生；支持细胞紧密连接参与构成的血 - 生精小管屏障，可阻止某些物质进出生精上皮，形成并维持有利于精子发生的微环境；还能防止精子抗原物质逸出到生精小管外而发生自体免疫反应。

（2）睾丸间质

生精小管之间的睾丸间质为疏松结缔组织，富含血管和淋巴管。间质内除有通常的结缔组织细胞外，还有一种间质细胞（interstitial cell），又称 Leydig 细胞。细胞成群分布，体积较大，呈圆形或多边形，核圆居中，胞质嗜酸性较强，具有分泌类固醇激素细胞的超微结构特点。间质细胞分泌的雄激素（androgen）有促进精子发生、促进男性生殖器官的发育与分化以及维持第二性征和性功能等作用（图 2-3）。

（3）直精小管和睾丸网

生精小管近睾丸纵隔处变成短而直的管道，管径较细，为直精小管（tubulusrectus），管壁上皮为单层立方或矮柱状，无生精细胞。直精小管进入睾丸纵隔内分支吻合成网状的管道，为睾丸网（rete testis），由单层立方上皮组成，管腔大而不规则。生精小管产生的精子经直精小管和睾丸网出睾丸（图 2-2）。

（二）生殖管道

1.附睾

（1）位置和形态

附睾（epididymis）呈新月形，紧贴在睾丸后侧，分头、体和尾三部分，头在上，体居中，尾在下并移行于输精管。头部主要由输出小管组成，体部和尾部由附睾管组成（图 2-2）。

（2）组织结构

①输出小管（efferent duct）：是与睾丸网连接的 8～12 根弯曲小管，构成附睾头的大部，其远端与附睾管相连。输出小管上皮由高柱状细胞及低柱状细胞相间排列构成，故管腔不规则。

②附睾管（epididymal duct）：为一条长 4～6 m 并极度盘曲的管道，近端与输出小管相连，远端与输精管相连。附睾管的上皮由高柱状细胞和基细胞组成，管腔规则，腔内充满精子和分泌物（图 2-7）。

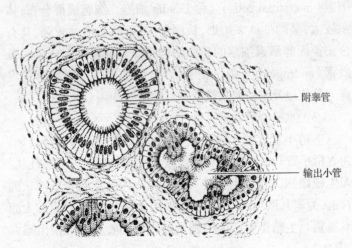

附睾管

输出小管

图 2-7　输出小管和附睾管

从附睾的头部、体部至尾部,管道上皮细胞的种类亦有不同。电镜观察下,可见附睾头部上皮中的高柱状细胞胞质深染,核长形,位于细胞近腔面,游离面有纤毛伸入管腔。低柱状细胞核靠近基部,核仁明显,胞质中含大量溶酶体及大小不等的吞饮小泡,多位于核的近腔面,细胞游离面常凸向管腔,并有少量微绒毛。高柱状细胞有分泌功能,低柱状细胞有消化和吸收腔内物质的作用。体部及尾部的高柱状细胞表面有成簇排列的粗而长的微绒毛,即静纤毛(stereocilium),胞质中富含线粒体和粗面内质网,数个高尔基复合体位于核上方,还可见较多有膜包裹的致密颗粒及泡样结构,细胞有分泌和吸收功能。

附睾管的上皮基膜外侧有薄层平滑肌围绕,并从管道的头端至尾端逐渐增厚,肌层的收缩有助于管腔内的精子向输精管方向缓慢移动。管壁外为富含血管的疏松结缔组织。

生精小管产生的精子经直精小管、睾丸网进入附睾。精子在附睾内停留 8 ~ 17 天,并经历一系列成熟变化,才能获得运动能力,达到功能上的成熟。这不仅依赖于雄激素的存在,也与附睾上皮细胞分泌的肉毒碱、甘油磷酸胆碱和唾液酸等密切相关。附睾的功能异常也会影响精子的成熟,导致不育。

2. 输精管和射精管

(1)输精管(dust deferens)

左右各一,是输送精子的肌性管道。它起自附睾尾,上行通过骨盆进入下腹部与精囊腺相接(图 2-2)。输精管在阴囊、腹股沟管、盆腔上段与精索血管一同走行,在盆腔下段与精索血管分离而单独走行。成人输精管的管外径为2.8 ~ 3.2 mm,管内径为 0.5 ~ 0.8 mm,壁厚腔小并具有柔韧性。管壁由黏膜、肌层和外膜三层组成。黏膜表面为较薄的假复层柱状上皮,固有层结缔组织中弹性纤维丰富。肌层厚,由内纵、中环、外纵行排列的平滑肌纤维组成。由于管壁肌层发达,硬度高,触诊有"绳状感"。外膜为纤维膜,富有血管、神经。在精囊上方,输精管形成梭形膨大,称为输精管壶腹(ampulla ductus deferentis),此段长 3 ~ 4 cm,最宽处为 0.7 ~ 1 cm。壶腹末端逐渐变细,与精囊的排泄管汇合。输精管的主要功能是运输和排泄精子,此外管内分泌的液体还供给精子营养(图 2-8)。

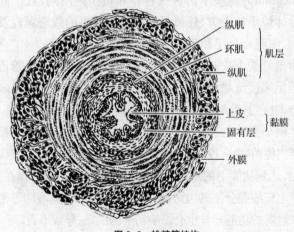

图 2-8 输精管结构

(2)射精管(ejaculatory dust)

输精管以锐角形式汇合精囊腺的排泄管后组成射精管开口于尿道前列腺部。射精管的主要功能则是射精。射精管管壁肌肉厚,能够产生强有力的收缩力,利于精液的排出。同时,射精管位于尿道嵴位置上的开口小而狭窄,也是保证射精时具有一定压力的有利因素。在射精时,交感神经末梢释放大量类肾上腺素物质,使输精管发生协调而有力的收缩,将精子迅速输往射精管中。继而射精管肌层作强有力的收缩,将精子快速排出(图2-2)。

(3)精索(spermatic cord)

精索是一对由睾丸到腹环附近圆索状结构,主要包括血管以及输精管等重要结构,内含提睾肌、输精管和睾丸附睾的血管、神经、淋巴以及腹膜鞘突的残余等。睾丸附睾的血液供应由睾丸动脉(在精索段称精索内动脉)、输精管以及提睾肌动脉组成。其中最主要的是发自腹主动脉的睾丸动脉。在精索内这些动脉外径一般均在1 mm以内。睾丸附睾的静脉在精索内呈蔓状包绕睾丸动脉和输精管并向上逐渐汇集成外径比同名动脉粗得多的精索内静脉,经腹股沟管进入腹腔(腹膜腔外)与输精管分离后称为睾丸静脉与睾丸动脉伴行,绝大多数右侧睾丸静脉以锐角注入下腔静脉,而左侧睾丸静脉则以直角注入左侧肾静脉,因此常因回流不畅造成静脉曲张。其主要功能是将睾丸和附睾悬吊于阴囊之内,保护睾丸和附睾不受损伤,同时随着温度变化而收缩或松弛,使睾丸适应外在环境,保持精子产生的最佳条件而使睾丸不随意活动(图2-9)。

(三)附属腺

男性附属腺包

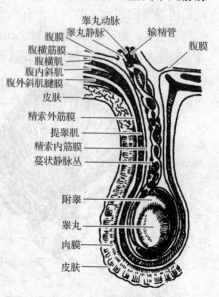

图2-9 阴囊与精索的结构

括前列腺、精囊腺和尿道球腺。这些附属腺和生殖管道的分泌物以及精子共同组成精液（semen）。每次射精射出3～5 ml精液，每1 ml精液含1亿～2亿个精子。

1. 前列腺

（1）位置与形态

前列腺（protate）为男性生殖器附属腺中最大的实质性器官，仅有1个，位于膀胱颈与尿生殖隔之间，呈倒置的"板栗"形，质韧，色淡红且稍带灰白色。前列腺的近端宽大，称前列腺底（bast of prostate），向上邻接膀胱颈，并有尿道在其中穿过；后部有左右射精管贯穿其中。前列腺的下方称为前列腺尖。底与尖之间的部分为前列腺体（body of prostate）。前列腺前面隆凸，后面平坦，沿后部正中线有一浅沟，称前列腺沟（sulcus of prostate）。前列腺背面紧贴直肠前壁，也是直肠指检可触及的表面。背面上方有两个精囊附着。成年者前列腺纵径3 cm、横径4 cm，前后径2 cm，重约20 g。前列腺有导管与尿道相通，环绕于尿道起始段（图2-10）。

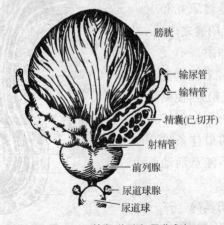

膀胱

输尿管

输精管

精囊（已切开）

射精管

前列腺

尿道球腺

尿道球

图2-10 精囊、前列腺、尿道球腺

（2）前列腺的组织学结构及功能

前列腺的被膜与支架组织均由富含弹性纤维和平滑肌的结缔组织组成。腺体实质主要由30～50个复管泡腺组成,有15～30条导管开口于尿道精阜的两侧。腺分泌部则出单层立方、单层柱状及假复层柱状上皮构成,故腺腔很不规则。腔内可见分泌物浓缩形成的圆形嗜酸性板层状小体,称前列腺凝固体(prostatic concretion),它随年龄的增长而增多,甚至钙化形成前列腺结石(图2-11)。

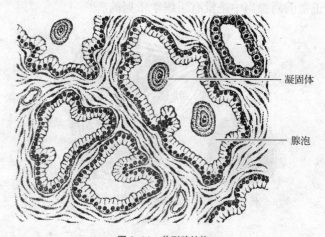

凝固体

腺泡

图2-11　前列腺结构

至青春期,前列腺在雄激素的刺激下分泌增强,分泌物为稀薄的乳白色液体,富含酸性磷酸酶和纤维蛋白溶酶,还有柠檬酸和锌等物质。老年时,雄激素分泌减少,腺组织逐渐萎缩。但某些老年人的前列腺增生,腺体压迫尿道造成排尿困难,此时分泌物中的锌含量增多。慢性前列腺炎易出现纤维蛋白溶酶异常继而引起精液不液化,影响精子的运动及受精能力。前列腺癌时分泌物中的酸性磷酸酶含量增多,而锌的含量下降。

（3）前列腺的分叶、分区

①以前列腺增生后的形态改变为依据,主要以尿道为界将前列腺分成5个叶:即尿道两侧的两个侧叶、尿道前方的前叶、尿道后方的后叶,中叶是指两个射精管到精阜和精阜到膀胱颈段尿道围成的区域,其位于前列腺的中央。中叶增生时往往呈半球状突入膀胱,最易堵塞尿道内口(图2-12)。虽然到目前为止,这些概念仍被部分人使用,然而这些"叶"在正常前列腺当中是没有组织学依据的。

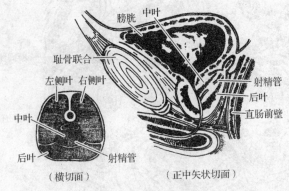

图2-12 前列腺的切面

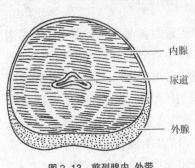

图2-13 前列腺内、外带

②根据增生发生于前列腺内圈、而增生腺体与被挤压的外周腺体间有鲜明界限的现象,将前列腺分为内带、外带,或内腺、外腺(图2-13),但这也是缺乏全面的组织学依据的。

③ Mcneal 在 1968 年以剖检和组织学为依据将前列腺分为纤维肌肉部和腺体部两大部分,尿道贯穿其中。纤维肌肉部位于前列腺前方,约占整个前列腺体积的1/3,在前列腺底部(膀胱颈部)延续至膀胱逼尿肌,在前列腺尖部,一部分肌肉延续至尿道膜部。组织学特点是不含腺体,完全由纤维和肌肉构成。腺体部区又分中央区、外周区、移行区(图2-14、图2-15、图2-16)。

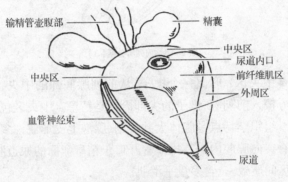

图 2-14　前列腺分区（1）

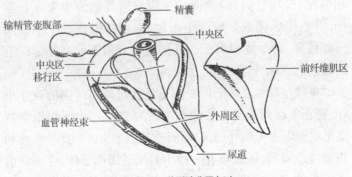

图 2-15　前列腺分区（2）

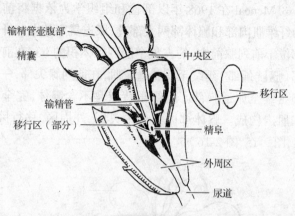

图 2-16　前列腺分区（3）

●中央区：形似一个楔子，从前列腺底部的中央、即尿道下方楔入前列腺，楔子的尖部恰好是精阜。中央区包绕射精管。组织学特点是腺体大并规则、腺泡上皮形成许多人乳头状脊突向腺腔内。其排泄管开口于精阜侧面的尿道腔内。中央区间质致密、含多量平滑肌。

●外周区：形态像一个漏斗，构成前列腺的外周大部分，漏斗的尖端恰好是前列腺的尖部，占腺体部体积的70%左右，从后面、两侧面与一部分前面包绕中央区和移行区，组织学特点是腺泡小而圆，腺腔内壁比较平坦。间质较稀疏、含少量平滑肌。其排泄管开口于前列腺部尿道的远端。

●移行区：是两个位于精阜近侧段尿道两侧的独立小叶，在正常前列腺里占腺体部体积的5%～10%，组织学特点是腺泡形态类似外周区，而间质类似中央区。此外在前列腺部尿道周围，还散布着一些小的尿道周围腺体，在正常前列腺里约占腺体部体积的1%。因良性前列腺增生主要发生在移行区和尿道周围腺体,故在良性前列腺增生时移行区和尿道周围腺体体积所占比例会大大增加,可达总体积的30%～80%。

目前这一新的前列腺分区概念已得到公认。正确认识前列腺分区是有意义的,最现实的意义是:不同区带内不同疾病的发病率差异是很大的,比如:良性前列腺增生只发生于移行区和尿道周围腺体;而前列腺癌的70%左右发生于外周区,发生于移行区的前列腺癌只有20%～25%,前列腺炎主要发生于外周区。

（4）前列腺的血管、淋巴与神经

①血管与淋巴

●动脉:来自于膀胱下动脉、直肠下动脉、阴部内动脉等。前者最重要。膀胱下动脉是髂内动脉的分支,位于膀胱侧下方,在膀胱前列腺交界处分为前列腺被膜动脉和尿道前列腺动脉。前列腺被膜动脉一边沿前列腺外侧面下行,一边分出许多分支,主要供应前列腺外周部分。尿道前列腺动脉在膀胱颈约5、7点部位分别进入前列腺,主要供应前列腺中心部分。当前列腺增生时,这一动脉增粗,供应增生组织,手术治疗时应注意处理。

●静脉:前列腺静脉主要以丛的形式存在,丛内静脉无瓣膜,且与邻近的静脉存在广泛的交通。在前列腺尖部附近,前列腺的静脉与阴茎背深静脉和阴部静脉汇合,此外前列腺的静脉还与膀胱静脉丛、痔静脉丛、骨盆的静脉、椎内静脉等均有交通,这也是前列腺癌容易发生骨盆、脊椎转移的解剖学基础,同时,也是经直肠给药、治疗前列腺炎的静脉回流的依据。

●淋巴:前列腺内部的淋巴管在前列腺周围形成前列

腺淋巴网,其后分三组淋巴管离开前列腺。第一组:沿髂内动脉走行,直接加入髂内和髂外淋巴结;第二组:沿输精管走行,最终加入髂内和髂外淋巴结;第三组:沿膀胱外侧壁走行,最终加入髂淋巴结或主动脉下淋巴结(图2-17)。

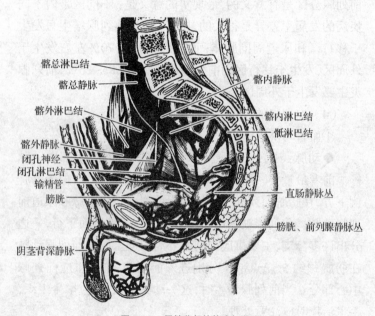

图2-17 男性盆部的静脉与淋巴

②神经

前列腺的神经主要来自于盆神经丛的下部,这些神经在向阴茎(包括海绵体)、部分输精管等的分布过程中,在前列腺周围形成前列腺神经丛,伴随前列腺动脉进入前列腺。前列腺癌根治性前列腺切除时,如能保留紧贴于前列腺侧面通向阴茎(包括海绵体)的血管神经束,则可能保留阴茎的勃起功能,否则将导致勃起功能障碍(图2-18)。

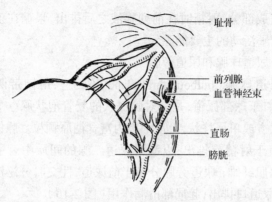

图 2-18　前列腺的神经

2. 精囊

（1）位置与形态

精囊（seminal wesicle）又称精囊腺，是一对前后略扁盘曲的囊状器官。位于膀胱后面、前列腺后上方，其前壁紧贴膀胱、后壁紧邻直肠（肛门指诊在前列腺上方有时可触及）。上端膨大，下端渐细进入前列腺后延续为排泄管，再与输精管末端汇合形成射精管，开口于精阜（图 2-10）。

（2）组织结构

精囊腺黏膜向腔内突起形成高大的皱襞，皱襞又彼此融合，将囊腔分隔为许多彼此通连的小腔，精囊表面呈多囊泡状，长多为 3 ～ 5 cm，宽多为 1 ～ 2 cm。大大增加了黏膜的分泌表面积。黏膜表面是假复层柱状上皮，胞质内含有许多分泌颗粒和黄色的脂色素。黏膜外有薄的平滑肌层和结缔组织外膜。精囊本身既不产生精子，也不贮藏精子。在雄激素刺激下，精囊分泌弱碱性的淡黄色液体。含黏液、磷酸胆盐、球蛋白、柠檬酸和果糖等碱性的胶状液，其中主要是柠檬酸（125 mg/100 ml）和果糖（315 mg/100 ml），它们是精液的重要组成部分,射精时在前列腺液之后排出,果糖在射精后提供精子活动的主要能源。

3. 尿道球腺和尿道旁腺

尿道球腺(bulbourethral gland)位于三角韧带两层之间,开口于球部尿道,是一对豌豆状的复管泡状腺。上皮为单层立方或单层柱状,上皮细胞内富含糖原颗粒。腺体分泌的黏液于射精前排出,以润滑尿道。腺的间质中有平滑肌和骨骼肌纤维;尿道旁腺分布于前尿道,性交时分泌清亮黏液,由尿道口排出,起局部滑润作用(图2-10)。

二、男性内生殖器的生理功能

(一)睾丸的功能

睾丸的主要功能是生成精子和分泌男性激素(睾酮等)。精子与卵子结合而受精,是繁殖后代的重要物质基础,后者则是维持男性第二性征的重要物质,是男性生殖系统中最重要的器官之一。

1. 睾丸的生精作用

生精小管是生成精子的部位。精曲小管上皮由生精细胞和支持细胞构成。原始的生精细胞为精原细胞,紧贴于精曲小管的基膜上,从青春期开始,精原细胞分阶段发育成精子。在精曲小管的管壁中,各种不同发育阶段的生精细胞排列有序,由基膜至管腔,分别为精原细胞、初级精母细胞、次级精母细胞、精子细胞、精子,成熟的精子脱离支持细胞进入管腔。

精子的生成是在生精小管发生的连续过程,经历三个阶段:

①精原细胞增殖期,经过有丝分裂,形成初级精母

细胞。

②精母细胞减数分裂期,经两次减数分裂,先后形成次级精母细胞与精子细胞。

③精子分化期,经过复杂的形态变化,精子细胞变为精子。在精子发生过程中,从精原细胞到分化中的精子,细胞质并未完全分开,留有细胞质桥相连,胞浆中许多成分可通过细胞质桥互相交流,沟通信息,使精原细胞增殖而形成的子代细胞群处于同步发育阶段。人的精原细胞发育成为精子需两个多月。

增殖活跃的生精细胞易受多种物理化学因素的影响,如射线、微波、高温、药物、毒素、性激素及维生素等。长期广泛用于农业的有机氯杀虫剂和某些合成洗涤剂、消毒剂、防腐剂,如氯化物、塑料氯苯乙烯焚烧后产生的二氯化物,经水源和食物链进入人体,或直接被吸收入体内,能与雌激素受体作用而产生雌激素效应的化学物质即环境雌激素。这些物质化学结构稳定,不易降解,又可在生物体内蓄积,在男性影响生精,在妊娠女性可影响男性胎儿生殖系统发育,已构成了对人类巨大的威胁。精子生成需要适宜的温度,阴囊内温度较腹腔内温度低2℃左右,适于精子的生成。在胚胎发育期间,由于某种原因睾丸不降入阴囊内而停留在腹腔内或腹股沟内,称隐睾症,生精小管不能正常发育,也无精子产生。如果对发育成熟的动物睾丸进行加温处理,或施行实验性隐睾术,则可观察到生精细胞的退化萎缩。

支持细胞为各级生精细胞提供营养并起保护与支持的作用,维持生精细胞分化和发育所需微环境的相对稳定。支持细胞形成的血-睾屏障防止生精细胞的抗原物质进入血液循环而引起免疫反应。

2. 睾丸的内分泌功能

睾丸的间质细胞分泌雄激素,支持细胞分泌抑制素。

(1)雄激素

①雄激素的合成与代谢

雄激素是一类含 19 个碳原子的类固醇激素,主要有睾酮(testosterone,T)、双氢睾酮(dihydrotestosterone,DHT)、脱氢异雄酮(dehydroisoandrosterone,DHIA)和雄烯二酮(androstenedione)。

各种雄激素的活性,以双氢睾酮为最强,其次为睾酮,其余的雄激素活性都很弱。睾丸间质细胞分泌的雄激素主要为睾酮。在间质细胞的线粒体内,胆固醇经羟化、侧链裂解形成孕烯醇酮,再经 17- 羟化并脱去侧链,形成 DHEA,并进一步转变为睾酮,睾酮在其靶器官(如附睾和前列腺)内,在 5α - 还原酶的作用下,变为双氢睾酮,再与靶细胞内的受体结合而发挥作用。

正常男子在 20～50 岁时,睾丸每日分泌 4～9 mg 睾酮,血浆睾酮浓度为(22.7 ± 4.3)nmol/L,50 岁以上随年龄增长,血中睾酮含量逐渐降低。

血液中 97%～99% 的睾酮与血浆蛋白结合,只有 1%～3% 睾酮是游离存在的。在血浆中存在一种与睾酮有很高亲和力的蛋白质,是 β 球蛋白,分子量为 44 000～80 000,约有 30% 睾酮与这种球蛋白结合,它也可结合雄激素,故将这种球蛋白称为性激素结合球蛋白(sex hormone-binding globulin,SHBG)。约 68% 睾酮与血浆白蛋白结合。睾酮主要在肝脏被灭活,以 17- 氧类固醇结合型由尿排出,少量经粪便排出。

②睾酮的生理作用

雄激素对体内的许多系统都具有作用,在胚胎期、青春期、成年期作用重点不完全相同,作用的靶器官主要是生殖系统,包括性分化、精子发生、维持性功能、促进附属性腺的发育等。睾酮主要的生理作用有:

●促进雄性性器官和附属性腺的生长发育:在人胚胎期,睾酮能刺激雄性生殖道的分化,促进中肾管发育分化为附睾、输精管和精囊腺;胚胎发育至第 13 周,外生殖器原基细胞中的 5α-还原酶使睾酮转变为双氢睾酮,后者决定了阴茎和阴囊的发育分化;出生前睾酮使脑垂体向男性方向发展,完成脑垂体的功能性分化。

●促进男性副性征的发育:在青春期,FSH 和 LH 刺激 Leydig 细胞再次合成分泌大量雄激素,促进青春期的启动和发育;促进睾丸发育、精子产生;有益于附睾发育,保证精子在附睾中的成熟;此时,副性腺发育,开始有分泌功能;阴茎勃起器官发育,具有了勃起和射精功能。

●在 FSH 和 LH 共同作用下,调节精子发生:在成年期,睾酮分泌稳定,用于刺激生精功能,维持精子发生和精子在附睾中的存活时间,维持男性第二性征和性功能。

●反馈调节下丘脑或垂体的激素分泌:通过负反馈作用抑制下丘脑或垂体分泌 FSH 和 LH,以保持体内激素的平衡状态。

●促进机体的合成代谢:对骨骼肌、骨、肾等雄激素敏感组织具有明显的促进蛋白质合成代谢作用,促使氮沉积,增加肌纤维的数量和厚度等。

●刺激骨髓造血功能:在骨髓造血功能低下时,雄激素能刺激骨髓的造血功能,尤其是通过刺激肾脏产生促红细胞生成素间接增强红细胞的合成。

●其他作用:睾酮还能影响肝脏多种血浆蛋白质的合成及分泌,促进免疫球蛋白的合成,具有类似糖皮质激素的抗炎作用,增强远端肾小管对水、钠的重吸收作用。

（2）抑制素

抑制素（inhibin）是睾丸支持细胞分泌的糖蛋白激素,由 α 和 β 两个亚单位组成,分子量为 31 000 ～ 32 000。抑制素对腺垂体 FSH 的分泌有很强的抑制作用,而生理剂量的抑制素对 LH 的分泌却无明显影响。另外,在性腺还存在与抑制素结构近似的物质,是由抑制素的两个 β 亚单位组成的二聚体,称为激活素（activin）,它的作用与抑制素相反,可促进腺垂体 FSH 的分泌。

（二）精子的运输与射精

新生成的精子释入生精小管管腔后,本身并没有运动能力,而是靠小管外周肌样细胞的收缩和管腔液的移动被运送至附睾内。在附睾内精子进一步发育成熟,并获得运动能力。附睾内可贮存少量的精子,大量的精子则贮存于输精管及其壶腹部。在性生活中,通过输精管的蠕动把精子运送至尿道。精子与附睾、精囊、前列腺和尿道球腺的分泌物混合形成精液,在性高潮时射出体外。正常男子每次射出精液 3 ～ 6 ml,每毫升精液含 0.2 亿～ 4 亿个精子,少于 0.2 亿个精子,不易使卵子受精。

第二节　男性外生殖器的解剖与生理

一、阴茎的解剖与生理

阴茎由两个阴茎海绵体和一个尿道海绵体构成,呈圆柱状。

平时在无性冲动时阴茎呈疲软状态,自然下垂在阴囊前面。主要功能是排尿、排精液和进行性交,是性行为的主要器官。

（一）形态与分部

阴茎由前到后分头、体、根三部分：前端略膨大部为阴茎头部（又称龟头），其最前端为尿道外口,是尿液和精液排出体外的共同出口。阴茎头部后较细处为阴茎颈部（又称冠状沟），近冠状沟能翻转上去的皮肤为包皮,除阴茎头以外的阴茎可视部分称为阴茎体。通常将阴茎上面称为背面（阴茎背），阴茎下面称为尿道面（阴茎腹）。阴茎根是指阴茎不可视的固定部分,固定于耻骨下支和坐骨支（图2-1,图2-19）。

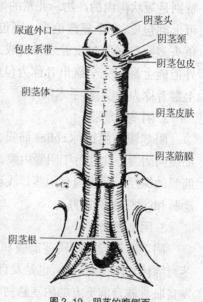

图 2-19 阴茎的腹侧面

（二）结构与功能

阴茎由外向内层次结构分为皮肤、阴茎浅筋膜（即colles 筋膜）、阴茎深筋膜（又称阴茎筋膜和 Buck 筋膜）、海绵体白膜、海绵体及尿道。

1. 阴茎皮肤

阴茎皮肤极薄,皮肤下无脂肪,具有活动性和伸展性,原因是介于皮肤和阴茎深筋膜之间的阴茎浅筋膜组织十分疏松。在阴茎前端,皮肤由内、外两层反折形成包皮。内层又称为内板,经阴茎颈部移行于龟头,并在尿道外口移行于尿道被膜。在龟头下面正中,有一皱襞连于包皮称包皮系带。包皮游离缘围成的口称包皮口。包皮内板与龟头之间的间隙称包皮腔。包皮垢即为脱落上皮及分泌物滞留于包皮腔特别是冠状沟内的产物。儿童的龟头完全被包皮包裹,但仍可上翻包皮,完全显露龟头。因包皮不及阴茎发育快,成人龟头多数已露于包皮腔之外。成人龟头仍未露于包皮腔之外但能上翻后完全露出者称为包皮过长。因包皮口小不能上翻者称为包茎,需手术治疗。

2. 阴茎浅筋膜

阴茎浅筋膜也称 colles 筋膜,由疏松结缔组织构成,该筋膜向阴囊方向移行于阴囊内膜,向腹壁方向移行于腹壁浅筋膜的深层。筋膜内有阴茎背浅动静脉,分别来源于阴部外动脉和注入阴部外静脉。

3. 阴茎深筋膜

阴茎深筋膜也称阴茎筋膜和 Buck 筋膜,此筋膜包绕阴茎海绵体和尿道海绵体,也是发自腹白线下端的阴茎韧带和发自耻骨联合前下方的阴茎悬韧带的附着层。在阴茎背侧,在阴茎海绵体和阴茎深筋膜之间分布有阴茎主要血管和神经:中央为一条阴茎背深静脉,其两侧向外依次为阴茎背动脉、阴茎背神经。阴茎背深静脉在膀胱前列腺静脉丛与阴部内静脉交汇处注入阴部内静脉。阴茎背动脉来自阴部内动脉发出的阴茎动脉。阴茎背神经为感觉神经,来源于骶2～4神经,通过阴部神经到达阴茎。

4. 海绵体白膜及海绵体

海绵体主要由勃起组织构成,是构成阴茎的基础。它由两个阴茎海绵体(cavernous body of penis)和一个尿道海绵体（cavernous body of urethra）组成（图 2-20）。阴茎海绵体位于阴茎背侧、左右各一，呈圆柱状。在阴茎体部，两者紧密结合，其前端嵌于阴茎头后的凹陷内，后端（阴茎根部）两者分离，称阴茎脚，分别附着于两侧的耻骨下支和坐骨支。尿道海绵体位于阴茎海绵体的腹侧，尿道贯穿其全长，尿道海绵体两端均膨大，前端膨大即阴茎头，后端膨大称

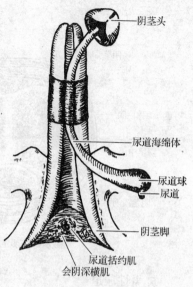

图 2-20 阴茎的构造

尿道球，固定于尿生殖隔下面。海绵体外包以致密结缔组织组成的坚韧白膜。

勃起组织是以具有大量不规则的血窦为特征的海绵状组织，血窦彼此通连，血窦之间是富含平滑肌纤维的结缔组织小梁。阴茎深动脉的分支螺旋动脉穿行于小梁中，与血窦通连。静脉多位于海绵体周边部白膜下方。白膜结构坚韧，具有限制海绵体及其内的血窦过分扩张的作用。一般情况下，流入血窦的血液很少，血窦呈裂隙状，海绵体柔软。当大量血液流入血窦，血窦充血而胀大，白膜下的静脉受压，血液回流一时受阻，海绵体变硬，阴茎则膨大、增粗变硬而勃起。当流入的血液和回流的血液相等时，则阴茎持续勃起；阴茎头部神经末梢丰富，敏感性极强，在性交达到高潮时，由于射精中枢的高度兴奋而引起射精（图 2-21）。

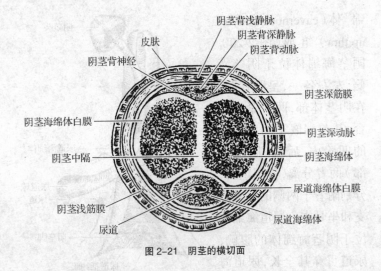

图 2-21　阴茎的横切面

5.男性尿道

兼有排尿、排精功能,从尿道外口到膀胱的尿道内口,由海绵体部(又称前尿道)、膜部和前列腺部(共同又称后尿道)组成。多数成人全长约 20 cm,平均管径 7 ～ 8 mm,尿道黏膜下层有许多黏液腺称尿道腺,其排泄管开口于尿道黏膜。

(1)尿道海绵体部:周围包绕尿道海绵体,前端外口最狭窄,后端球部为最宽。该部有两个弯曲:耻骨前弯曲和耻骨下弯曲,前者在勃起时可变直,后者恒定。

(2)尿道膜部:是尿道穿过尿生殖隔膜的部分,其周围有属横纹肌的尿道外括约肌环绕,控制尿液排出。在经尿道前列腺电切等损伤该部时,可造成尿失禁。

(3)尿道前列腺部:成人长约 3 cm,可随前列腺增大而延长。后壁有一纵行隆起称尿道脊,精阜位于其上,射精管开口于此。前列腺的排泄管开口于精阜两侧的尿道黏膜（图 2-1）。

二、阴囊的解剖与生理

阴囊为阴茎根部与会阴间的皮肤囊袋,阴囊壁主要由皮肤和肉膜两部分构成,皮肤和肉膜的深面是睾丸和精索共有的被膜,由浅而深分别是精索外筋膜、提睾肌、精索内筋膜和睾丸鞘膜。

阴囊位于耻骨联合的下方,内藏睾丸、附睾和精索的下部。两侧股上部的前内侧。阴囊皮肤皱纹有很强的弹性,薄而柔软,有少量阴毛和明显的色素沉着。阴囊壁由皮肤和肉膜组成,后者是阴囊的浅筋膜,含平滑肌,可以在神经调节下随外界温度变化舒缩阴囊,调节阴囊内温度。阴囊的结构便于散热,使阴囊内温度低于体温,这有利于精子的发育。肉膜在正中线发出阴囊中隔,将阴囊腔分为左右两部分,分别容纳左右两侧的睾丸、附睾和精索（图 2-9）。

（胡捍卫）

第三章　生殖功能的神经内分泌调节

　　生殖是人类维持种族延续的自然过程。生殖的基本过程主要由神经内分泌进行调节。

第一节　神经内分泌调节概述

一、神经内分泌调节的概念

　　神经系统与内分泌系统相互之间有着密切的关系,神经系统通过多种方式调节内分泌系统的功能,内分泌系统则对神经系统有反馈调节作用。也就是说机体的稳态是通过神经内分泌(neuroendocrine)调节而实现的。神经内分泌系统是由神经系统与内分泌系统构成的信息网络,网络中神经分泌细胞(neurosecretory cell)起着将两个系统联在一起的作用,使神经冲动转化成内分泌信息。内外环境变化产生的刺激由中枢神经系统接受并整合后,其冲动由神经元传到神经分泌细胞,使之释放神经激素入血液循环,从而引起较远距离的效应;此外,各器官的反馈信息(feedback information)也随时对中枢的反应进行校正,以维持机体的稳定。

　　（一）神经分泌细胞

　　体内某些神经元,除具有一般神经元的结构和功能外还有分泌激素的特征,能将电信息转变为由激素中介的化学信号。神经分泌细胞是向内分泌细胞分化的神经元。神经内分泌学的研究表明,神经分泌细胞主要集中在下丘脑的神经核团内,如视上核、室旁核、视前区、正中隆起等处,而位于下丘脑的垂体是神经激素作用的主要靶器官和中介区。神经分泌细胞的特点是,细胞的树突接受电信号之后,胞体内核周体(perikarya)合成相应的激素或前激素并形成分泌颗粒,然后由轴浆运送到轴突末梢贮存,或立即释放入血液循环,或弥散到细胞间液,对远距离器官或相邻细胞产生影响。下丘脑视上核和室旁核合成缩宫素(oxytocin)和加压素(vasopressin)的细胞就是典型的神经分泌细胞,合成后的激素由神经轴突传到垂体后叶,以颗粒的形式贮存,或释放入血液循环。下丘脑合成与分泌垂体激素释放激素和抑制激素的细胞也属于神经分泌细胞,它们将激素分泌到垂体门脉毛细血管内,进而调节垂体的功能。

神经激素在化学性质上绝大多数是肽类物质,故称为神经肽(neuro-peptide),这类神经分泌细胞也被称为肽能神经元。神经肽的生物合成过程是在与内质网相连的核蛋白体上进行的,然后被运送到高尔基复合体形成原始颗粒。在原始颗粒内的神经肽,通常是无活性的激素原,在颗粒转运和贮存的同时,与神经肽一起被包入颗粒内的特异性肽酶将激素原加工成有活性的激素,有些激素还在颗粒内与其运载蛋白相结合,最终在神经末梢经出胞作用(exocytosis)释放全部颗粒内含物。

（二）神经内分泌调节

神经内分泌调节的实质可以看做是神经内分泌反射。以家兔排卵为例,当交配使子宫颈受到刺激后,引起子宫颈感受器发出冲动,传至脊髓,上升到高级中枢神经系统,经整合后,信息传达到下丘脑,下丘脑中的神经分泌细胞因兴奋而分泌促垂体神经肽,从而刺激垂体产生促性腺激素(gonadotropic hormone, GTH),经血液循环作用于卵巢,诱发排卵。这一反射调节中,感受器、传入神经与中枢是神经性的,而部分传出通路和效应器则是内分泌性的。其中神经分泌细胞成为联系两大调节系统的纽带。作为纽带的信息传递方式有很大差异,大体可归为如下七种。

1. 神经元的突触传递

一个神经元接受电信号后,在胞体中合成神经递质,并通过轴突将神经递质输送到神经纤维的末端膨大处,即突触前部贮存,需要时,将神经递质释放到突触间隙,对突触后膜产生局部作用,这是神经系统中信息传递的最基本的方式。

2. 神经分泌细胞的信息传递

通过神经分泌细胞的作用可以将神经系统的电信号转变成化学信息,后者经血液循环到达远距离的靶器官而产生影响。因此,神经分泌细胞既有神经元的功能,又有内分泌细胞的功能。

3. 内分泌细胞的信息传递

内分泌细胞只能接受化学信号,在胞体内合成,贮存并直接释放进入血液循环,以影响靶组织的功能,这是腺垂体激素作用于全身各组织、器官的主要方式,也是内分泌腺体反馈作用于中枢神经系统的主要方式,由此机体内的调节构成一个完整的信息网络。

4. 细胞间局部的信息传递

细胞间局部的信息传递是指细胞释放某种化学物质之后,通过细胞外液间隙,弥散至邻近的靶细胞的局部信息传递,称旁分泌(paracrine),所分泌的物质为旁激素,多数为肽类激素。这类激素局部作用于分泌细胞自身,调节自身的机能状态,这种分泌调节方式称自分泌(autocrine)。

5. 细胞与细胞之间信息的直接传递

以上四种信息传递的方式都是间接的,而分布在生殖细胞之间的细胞间桥(intercellular bridge)和缝隙连接(gap junction)起着直接传递细胞间信息的作用。由于细胞间桥的存在,使细胞信息得以迅速地传递,生殖细胞的周期发育可以同步进行。在具有细胞间桥的滋养细胞和卵母细胞之间存在着电位差,这种电极性所产生的差异导致卵原细胞或分化成卵母细胞或分化成滋养细胞。而颗粒细胞间的缝隙连接,允许一细胞内的 cAMP 传递到另一细胞,cAMP 作为第 2 信使,将前一细胞对促性腺激素的反应转给后一细胞,这样在同一组织内即使不是所有的细胞都直接接受到促性腺激素的刺激,也可以全部发生反应。在卵母细胞发育过程中,卵泡细胞和卵母细胞之间的缝隙连接则是具有营养作用。此外,在胚胎发育过程中,也常可观察到分化细胞之间信息传递通路的终止现象,以示分化成不同组织的各细胞之间的信息传递受阻。

6. 细胞内信息的相互调控

两种或两种以上化学物质共存于同一细胞内,作为神经递质或分泌物而相互制约的现象几乎在所有动物的体内普遍存在,从生理学角度,共存现象增加了神经内分泌调节的精细性和准确性,也使各种激素、受体和第 2 信使间的关系复杂化。

7. 外激素的信息传递

外激素(pheromone)是由某一个体分泌至体外,而由同种的另一个体所感受,引起后者行为或体内激素改变的化学物质。大部分外激素是一些简单的小分子物质,一般统称为 copulins,它们是由于体内激素对外分泌腺的刺激而分泌的。外分泌可通过神经或神经 - 内分泌系统引起快速可逆的反应,也可以调节一系列发展持续时间较长的神经内分泌活动。如将几只雌性小鼠合笼,可引起性周期的相互干扰,摘除嗅叶后上述反应缓解,可见这是外激素气味在小鼠间传播引起的。而外来的雄性小鼠的气味可引起雌性小鼠神经内分泌的一系列干扰,导致新妊娠的小鼠妊娠终止。在正常育龄妇女,copulins 在阴道分泌物中的含量随月经周期而变化,在卵泡晚期最多。

各种信息传递物质的作用方式有多种多样,神经递质和内分泌激素之间有大量交叉现象,同一种化学物质在身体不同组织可以不同作用方式表现不同的功能,既可作为神经递质也可作为神经激素,内分泌激素或是旁激素发挥各种各样的调节作用。在生殖系统,下丘脑分泌的促性腺激素释放激素(gonadotropin releasinghormone, GnRH),已在卵巢与睾丸组织中发现,并具有其独特的调节作用。因此激素不只是必须"经血液循环携带至机体远处组织,发挥生理作用的一类化学物质",而是可以通过多种途径传递的化学信息。因此 Growthman 认为,神经分泌、内分泌和旁分泌细胞实际上都应归为一个家族,统称调节细胞(regulatory cell),产生的分泌物统称为调节素(regulin)。但目前人们还习惯于"激素"这一名称。

根据激素的化学性质大体可分为两大类:一是多肽类,它们发挥作用时,首先与细胞表面的特异性受体结合;另一类是甾体激素和甲状腺激素,它们与细胞内的受体结合。一般含氮激素(包括肽类、蛋白质和胺类)和受体的相互作用激发细胞内某些介质的生成或浓度发生改变,从而导致一系列激素作用。而第 2 类激素和受体的结合导致某些特定基因转录的启动或终止,由 mRNA 的翻译产物体现激素的效应。不过近来发现,有些甾体激素和甲状腺激素的作用不是通过影响核内基因活动而产生的,它们可以直接影响蛋白质合成或第 2 信使的水平,而有些肽类激素也可与细胞内受体发生反应。

（三）下丘脑 - 垂体 - 性腺轴

下丘脑 - 垂体 - 性腺（卵巢和睾丸）三级结构形成一个机能中心,使生殖功能活动维持正常,称下丘脑 - 垂体 - 性腺轴。轴系统的主线是下丘脑分泌促性腺激素释放激素（GnRH）,通过垂体门脉血流到达腺垂体,控制垂体促性腺激素（LH, FSH）的分泌,后者经血液循环到达性腺,调节性腺的活动。相反,性腺分泌的激素也经血液循环到达下丘脑和垂体发挥调节作用；垂体促性腺激素也反作用于下丘脑,这种调节作用称为反馈调节（feedback regulation）。

正常的生殖功能除受性腺轴的调节外,还受各级神经中枢神经递质的调控及效应器官反馈信息的影响。中枢神经递质到下丘脑的信息代表了各种环境因素的影响,如外环境（温度、光照）、紧张状态（疼痛、恐惧和精神因素）和内在节律性（日周期、月周期和季节周期）。外环境集中到下丘脑,然后由下丘脑 - 垂体 - 性腺轴系进行表达与执行。

二、下丘脑 - 垂体

（一）下丘脑和垂体的关系

1. 下丘脑

（1）下丘脑的解剖

下丘脑（hypothalamus）位于间脑的最腹面,它包括第 3

脑室腹侧壁的下部及第 3 脑室底部的结构。

下丘脑向前向后分为三个区：视上区、结节区与乳头体区。下丘脑含很多神经核，视上区内有室旁核和视上核。结节区内有背内侧核、腹内侧核、后核、穹隆周围核、弓状核，乳头体区内有乳头体内侧核、乳头体外侧核与中间核。

（2）下丘脑的组织结构

下丘脑的神经元分为神经分泌型细胞与非神经分泌型细胞。非神经分泌细胞与体温调节、摄食、心血管活动有关；而神经分泌细胞又可分为大型神经分泌细胞与小型神经分泌细胞。

①大型神经分泌细胞：这种细胞体积大，胞质内含有颗粒，颗粒被 Gomori 法（酸性高锰酸 - 铬明矾苏木精）染色，故称 Gomori 阳性颗粒。主要位于视上核、室旁核与核间区，它们的轴突形成无髓纤维走向漏斗。视上核的纤维终止于垂体后叶，而室旁核的纤维只有小部分终止于垂体后叶，大部分终止于正中隆起。

过去认为视上核分泌加压素，室旁核分泌缩宫素（催产素）。后用免疫组织化学方法特异性地染色这两种细胞在视上核与室旁核内均有。

②小型神经分泌细胞：小型神经元多位于促垂体区，此区包括结节区和腹内侧区、弓状核、腹内侧核的一部分、视交叉上核等。小型神经分泌细胞的轴突无髓鞘，通向正中隆起的外层，终止于垂体门脉系统的初级毛细血管网附近。神经元分泌肽类激素，经垂体门脉到达腺垂体，可促进或抑制腺垂体中某些激素的释放。

（3）下丘脑分泌的脑肽

下丘脑分泌多种脑肽，如甲状腺激素释放激素（TRH）、促性腺激素释放激素（GnRH）/促黄体生成素释放激素（LHRH）、生长激素释放抑制激素（GHIH）/生长抑素（SRIH）、生长激素释放激素（GHRH）及促皮质激素释放激素（CRH）等，其中与生殖活动直接有关的是 GnRH。GnRH是一个不含游离氨基与羧基、并由 9 种不同类型的氨基酸组成的 10 肽，其氨基酸的序列为：谷 - 组 - 色 - 丝 - 酪 - 甘 - 亮 - 精 - 脯 - 甘 -NH_2。在弓状核、腹内侧核、室旁核、视交叉上核及内侧视前核等核团的多肽能神经元中能合成 GnRH，通过轴突终止于正中隆起和垂体柄上方，其神经末梢伸展到下丘脑 - 门脉血管中。

除下丘脑外，松果体、其他脑区、脊髓液中亦有 GnRH 的分布，在脑外组织如胎盘、肠、胰腺甚至乳汁中亦有它的存在。因 GnRH 首先在下丘脑发现，而且是调节垂体中 LH 和 FSH 的最主要激素，故仍认为是"下丘脑肽类"。

GnRH 的作用是促使腺垂体分泌 FSH 与 LH，但垂体并不是 GnRH 的唯一靶器官，GnRH 也作用于睾丸，在睾丸间质细胞上有 GnRH 受体，GnRH 抑制间质细胞合成睾酮，这个作用是直接的。此外，肝、脾、肾上腺髓质、肺、心肌内均有 GnRH 受体。

GnRH 神经元，一方面接受下丘脑以上的中枢（皮质、边缘系统、间脑）神经元所释放的神经递质的调节，如多巴胺与去甲肾上腺素具有兴奋作用。另一方面，GnRH 本身、FSH、LH 和性激素（睾酮与雌二醇）能抑制 GnRH 的释放，即具有负反馈作用。

2. 垂体

脑垂体（pitulitery）是位于蝶鞍中的椭圆形小体，长约 1 cm，宽 1 ～ 1.5 cm，高约 0.5 cm，重约 0.5 g。脑垂体由腺垂体和神经垂体两部分组成。神经垂体又分为神经部和漏斗两部分,漏斗与下丘脑相连。腺垂体则分为远侧部、中间部及结节部,中间部与神经部相贴连,结节部围在漏斗部周围(图3-1)。

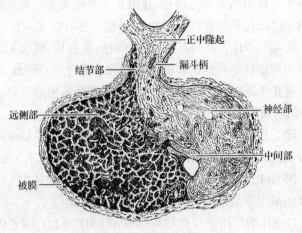

正中隆起

漏斗柄

结节部

远侧部

神经部

中间部

被膜

图3-1　垂体矢壮切面

(1)垂体的组织结构

①腺垂体(adenohypophsis):腺垂体的远侧部是垂体的主要部分,约占垂体的75%。根据细胞的染色不同,分嗜酸性细胞、嗜碱性细胞和嫌色细胞三种。

中间部位于远侧部与神经部之间的狭窄部分,在人仅占垂体的20%左右。中间部是由一些大小不等的滤泡构成,腔内含有胶质。滤泡周围有一些嫌色细胞和嗜碱性细胞。

结节部呈套状包围着神经垂体和漏斗,漏斗前方较厚,后方较薄或缺如。结节部方丰富的纵行毛细血管,腺细胞沿血管呈条索状排列,细胞较小,主要是嫌色细胞,其间有少量嗜酸性和嗜碱性细胞,这些细胞功能不明(图3-2)。

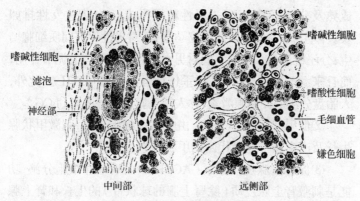

嗜碱性细胞
滤泡
神经部

嗜碱性细胞
嗜酸性细胞
毛细血管
嫌色细胞

中间部　　　　　远侧部

图 3-2　垂体远侧部和中间部结构

②神经垂体（neurohypophysis）：神经垂体包括漏斗和神经部（漏斗部），具有神经组织的结构特点，有大量的无髓神经纤维。这些纤维的细胞体主要位于视上核，一部分位于室旁核。神经纤维沿漏斗到达神经部，终止于毛细血管附近，神经分泌颗粒沿轴突下降，在末端堆积较多形成赫令体。需要时，神经分泌物释放到周围血液中，因此神经垂体本身是贮存激素的仓库（图3-3）。

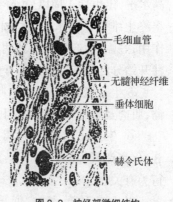

毛细血管
无髓神经纤维
垂体细胞
赫令氏体

图 3-3　神经部微细结构

（2）腺垂体分泌的激素

腺垂体能通过分泌多种激素，分别调控外周器官的功能，简述如下：

①促卵泡刺激素（FSH）与黄体生成素（LH）：FSH 和 LH 是由腺垂体远侧部嗜碱性细胞分泌，FSH 促进女性卵泡

成熟及分泌雌激素,促进男性精子形成。LH 促进女性排卵及黄体生成,并促进黄体分泌孕激素,对男性促进间质细胞增生,分泌雄激素。由于它们对男女两性的性腺均有调节作用,而且来源于腺垂体,故又称垂体促性腺激素(GTH)。此外,人胎盘分泌的促性腺激素,称人绒毛膜促性腺激素(hCG)。

②促甲状腺素(TSH):由嗜碱性细胞分泌,刺激甲状腺生长及产生调节能量代谢的甲状腺素。

③促肾上腺皮质激素(ACTH):由嗜碱性细胞分泌,功能是刺激肾上腺皮质(除肾上腺的球状带)的生长和肾上腺皮质激素的产生。

④泌乳素(PRL):由腺垂体远侧部嗜酸性细胞分泌。人一生中的不同时期,血清 PRL 水平不一样。新生儿有较高水平,出生后 1 周以后,降至儿童时期的低水平。在男性,将终生维持在低水平,女性由于雌激素有刺激 PRL 分泌的作用,妊娠、生产后和泌乳期血清 PRL 明显升高。PRL 对乳汁开始分泌和维持分泌具有重要作用。

⑤生长激素(GH):由嗜酸性细胞分泌,功能是刺激骨骼、肌肉及全身器官的生长和发育。

⑥ β-脂肪酸释放激素(β-LPH):作为 β-内啡肽及 β-促黑激素等的前体。β-内啡肽有镇痛作用,亦与情感与行为有关。

以上各种激素中,促黄体生成素(LH)、促卵泡成熟素(FSH)及促甲状腺激素(TSH)属糖蛋白激素。生长激素(GH)、泌乳素(PRL)属蛋白激素。促肾上腺皮质激素(ACTH)及 β-脂肪酸释放激素(β-LPH)属于类固醇激素。

3. 下丘脑与腺垂体的联系

下丘脑与腺垂体之间主要通过血管联系,联系它们的血管叫垂体门脉血管。切断动物的垂体柄以阻断下丘脑与腺垂体的血管联系后，外周腺体萎缩、退化；如使门脉血管再通，腺垂体功能也可逐渐恢复。由此可见，腺垂体的功能必须受下丘脑的调控，垂体本身几乎无独立的功能。毁损下丘脑的某一区域，但保留垂体和循环完整，大多数动物的性腺发育不全或萎缩，电刺激下丘脑可使动情期家兔排卵，而直接刺激垂体则不能（图 3-4）。

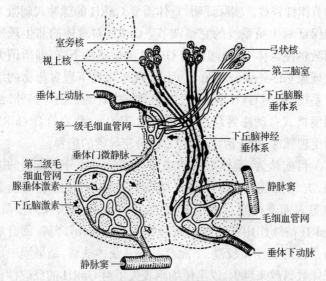

室旁核
视上核
弓状核
第三脑室
垂体上动脉
下丘脑腺垂体系
第一级毛细血管网
下丘脑神经垂体系
垂体门微静脉
第二级毛细血管网
静脉窦
腺垂体激素
下丘脑激素
毛细血管网
垂体下动脉
静脉窦

图 3-4　垂体的血管分布及其与下丘脑的关系

（二）下丘脑对垂体促性腺激素的调节

腺垂体促性腺激素（GTH）包括黄体生成素（LH）和卵泡刺激素（FSH），它们的分泌主要受下丘脑 GnRH 的刺激作用。如果用特异性抗 GnRH 抗体中和内源性 GnRH 的活性，则 GTH 的释放减少，可引起不育和性腺萎缩。说明 GnRH 在维持 LH 和 FSH 的分泌过程中有关键性作用。

但从临床和实验资料中发现,LH 和 FSH 有各自的分泌型,它们对 GnRH 的反应并不总是同步的。因此,有人提出下丘脑还存在单独的卵泡刺激素释放激素,但至今尚未分离提纯。

GnRH 对腺垂体的作用有以下特点:

1. 脉冲式释放

正常情况下,GnRH 的分泌是脉冲式的,从而引起 GTH 的节律性释放。实际证明,垂体需要 GnRH 的脉冲式刺激才能保证对生殖系统的完整调节。GnRH 对垂体的非生理性刺激将使垂体 GTH 细胞对 GnRH 的敏感性下降,即所谓失敏现象(de-sensitization)。因此,现采用皮下埋置药物的缓释系统,抑制 GTH 的分泌,以达到抗生育的目的。另外,使用便携式自动注射泵,自动控制给药频率,使之符合 GnRH 的生理脉冲,用于治疗男女 GTH 分泌异常的患者。

目前认为,垂体细胞的失敏可能是一种分泌机制的关闭,失敏可能是由于 GnRH 结合到垂体 GTH 细胞后引起细胞表面受体数目减少造成的,而非受体的亲和力下降。GnRH 持续作用可使膜表面的受体不断内移、降解,而合成新受体的速度又较慢,不能及时补齐受体缺额,结果膜表面受体数目越来越少,以至使细胞丧失了对 GnRH 的反应性。

2. 自激作用

当第 1 个 GnRH 脉冲作用后,第 2 脉冲可对本身携带的信号起"放大"作用,使垂体细胞产生更多的 GTH,这一效应称为自激作用(self-priming effect)。这一作用与月经周期的时间以及雌激素的反馈作用有关,在卵泡晚期和 LH 峰出现时最明显,这是由于在不同时期雌二醇对 GnRH 的脉冲式释放实行正或负反馈调节的结果。

3. 垂体对 GnRH 的反应性

在性周期或月经周期的不同时期, GnRH 对机体的作用也有所不同。实验证明, 雌激素可提高垂体对 GnRH 的反应性。在卵泡初期, 血液中雌激素浓度较低, 垂体对 GnRH 的反应较低, 所以释放出的 LH 的量较少。但随着卵泡的发育成熟, 血液中雌激素的浓度逐渐增高, 垂体对 GnRH 的反应性也随之增高, 释放的 LH 量也显著增多。雌激素增强垂体对 GnRH 的反应性, 可能与增加促性腺激素分泌细胞上的受体数量有关。

三、下丘脑 - 垂体活动的调节

下丘脑 - 垂体分泌促性腺激素的调节生殖功能的作用既受到性激素的正、负反馈调节, 又受到环境因素和神经系统功能状态的影响。

各种中枢神经递质到达下丘脑 - 垂体调节垂体促性腺激素 (GTH) 和催乳素 (PRL) 分泌的作用方式可能有如下三种: ①神经元与下丘脑神经分泌细胞的胞体、树突或轴突形成突触联系; ②神经元轴突向门脉血管中释放分泌物, 对垂体直接发挥调节作用; ③肽能神经分泌细胞内共存的神经递质对激素分泌的调节作用。

一种神经递质可引起一种或多种丘脑下部激素的分泌, 而一种下丘脑神经分泌细胞也同时受到多种神经递质的调节。一种神经递质还可因效应细胞上特异性受体的类型不同而产生不同的效应。

（一）中枢神经系统对 GTH 释放的调节

1. 单胺类神经递质

（1）多巴胺（DA）

DA 的作用主要是抑制 LH 和 FSH 的分泌。但调节过

程是复杂的,至少有以下四种因素参与这一调节过程:

①DA作用的性质与性激素的环境有密切关系。

②DA的作用取决于DA能神经元的激活程度,小剂量DA可引起LH释放,大剂量则呈抑制作用。

③DA作用于不同种类的受体。

④DA在脑内可通过多巴胺β-羟化酶转变成去甲肾上腺素(NE),而NE对GnRH神经元的活动又有兴奋与抑制的双重作用。

（2）去甲肾上腺素（NE）

NE神经元与GnRH分泌细胞发生兴奋性突触联系,加强GnRH细胞的活动,促进GnRH释放,进而使血中LH和FSH水平升高。最近的实验证明,NE还有抑制LH分泌的作用。

（3）5-羟色胺（5-HT）

5-HT在调节促性腺激素的释放中的作用还不能肯定,资料表明5-HT不影响LH的基础脉冲式释放,而与近日节律有密切关系。

（4）组胺

一般认为,组胺可以刺激LH和FSH的分泌。但也有不少矛盾的报道,对人的观察发现,在男性组胺刺激LH的基础分泌,而对卵泡早期的女性则是抑制作用。

2.乙酰胆碱和氨基酸类神经递质

（1）乙酰胆碱（Ach）

在弓状核和正中隆起内有合成Ach的神经元,Ach对LH释放有增加作用。Ach可能直接对垂体发挥调节作用,而Ach的作用受多巴胺系统的调节。此外,也有关于Ach可抑制LH和FSH分泌的报道。

（2）γ-氨基丁酸（GABA）

GABA 的作用机制之一可能是在正中隆起突触前抑制 NE 能神经元的活动。GABA 也能抑制下丘脑-垂体-睾丸轴的活动，使睾丸重量降低。

（3）谷氨酸和 N-甲基-D-天冬氨酸（NMA）

它们都是兴奋性神经递质，可刺激血中 LH 和 FSH 水平迅速升高。谷氨酸和 NMA 的作用是通过垂体以上机制实现的，很可能是由于增加了 LH-RH 神经元的活性。

3. 肽类物质

近年发现，中枢神经系统有许多神经元可分泌肽类物质，还有许多以前认为属于胃肠道激素的肽类物质在脑内也有。这些生物活性肽统称调节肽。在下丘脑大部分神经分泌细胞没有典型的突触结构，其神经末梢释放的物质不仅作用于邻近的突触后膜表面，而且也可以扩散到组织液或血液中，影响较远距离细胞的功能。这些物质是在递质作用的基础上起协助性调制作用的。

（1）内源性阿片肽（EOP）

EOP 包括 β-内啡肽、脑啡肽、强啡肽等。它们对于垂体 GTH 的释放均具有相似的抑制作用。但作用途径还有待研究。

（2）脑啡肽

这类物质既存在于胃肠道，又大量存在于下丘脑内侧基底区、正中隆起和垂体门脉血管中，已知的有，血管活性肠肽（VIP）作用于下丘脑，使垂体 LH、FSH 和 PRL 的释放增加；神经降压素（NT）、P 物质（SP）和血管紧张素 Ⅱ 也通过下丘脑使血中 LH 和 FSH 水平升高；而胆囊收缩素-8（CCK-8）和胃泌素对 GTH 的分泌是抑制效应。胃泌素对 PRL 的分泌起抑制作用,CCK-8 却是刺激 PRL 分泌。

4. 前列腺素(PG)

在 GnRH 分泌细胞膜上有 PGE2 和 PGF2α 受体,PGE2 可作用于 GnRH 细胞,使细胞内的 GnRH 减少,而释放入血中,增加血中 LH 的含量。另外,PGE2 还可通过刺激松果体使褪黑激素增加,以间接影响 PRL 和 GTH 的释放。

(二)中枢神经系统对 PRL 释放的调节

1. 单胺类神经递质

(1)多巴胺

DA 通过抑制信号系统和增加细胞内溶酶体的数量与活性,使 PRL 释放量减少。

(2)去甲肾上腺素

NE 可抑制 PRL 的释放。但其调节 PRL 分泌所需量很大,所以认为一般情况下 NE 不参与 PRL 的基础分泌的调节。

(3)5- 羟色胺和组织胺

5-HT 对 PRL 释放有促进作用,组胺对 PRL 也具有刺激作用,这可能是通过抑制下丘脑多巴胺神经元的活性而实现的。

2. 乙酰胆碱和氨基酸类递质

(1)乙酰胆碱(Ach)

Ach 抑制 PRL 的释放,这一作用只有在特殊情况下通过 DA 神经元实现。

(2)氨基酸类

γ- 氨基丁酸对 PRL 的释放有双重调节作用,在垂体可直接抑制 PRL 的释放,而在下丘脑是强化 PRL 的释放。

3. 肽类物质

内源性吗啡样肽(EOP)对 PRL 释放产生兴奋作用,其作用途径是减弱 DA 对 PRL 释放的抑制作用。

（三）垂体激素的相互调节

1. 垂体后叶素与 GTH 和 PRL 释放

缩宫素（OX）通过 OX-受体愈导机制抑制 GnRH 的释放，参与 GnRH 生理性分泌的调节，进而控制 LH 的释放。OX 还可抑制 PRL 的分泌，从而影响 PRL 对黄体的维持作用。

2. PRL 与 GRH 的关系

PRL 可抑制 LH 释放，而且 GnRH 也可影响 PRL 的分泌。

第二节 女性生殖功能的调节

子宫内膜的周期性变化取决于下丘脑、垂体和卵巢的周期性变化，这种周期变化称为月经周期（图 3-5）。女性生殖功能的另一种不连续性表现在从出生后到青春期卵巢的发育，青春期后的卵巢成熟、性功能活跃和卵巢退化以及绝经期的变化等各个时期。

一、卵子生成的调节

卵泡是卵巢功能单位，它的发育经原始卵泡、初级卵泡、次级卵泡和成熟卵泡四个阶段。卵巢中只有 0.1% 的卵泡可以完成发育成熟的全过程，绝大部分则在某一阶段停止发育而闭锁。卵泡是否发育完全的两个主要因素是性激素的浓度和比例，及卵泡表面受体的形成所表现出对促性腺激素的反应性（接受性）。两者之间的协调一致才能使卵泡发育顺序进行。

（一）卵泡前期

由原始卵泡发育成初级卵泡的时期，称为卵泡前期

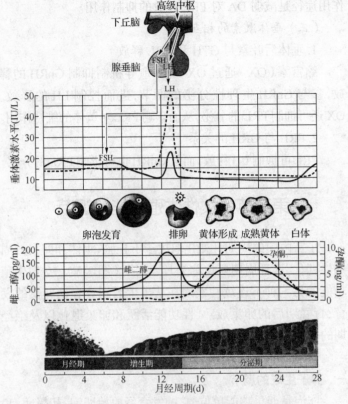

图 3-5 月经周期中卵巢和子宫内膜周期性变化示意图

(follicular after phase)。原始卵泡在胚胎期已形成,由基膜和一层扁平卵泡细胞包绕卵母细胞组成,这一阶段的卵泡细胞无受体。原始卵泡发育成初级卵泡过程由卵巢本身调节,不受循环激素的控制,去除垂体后这一过程仍可产生。有人认为,原始卵泡的发育是一个连续的、随机的自发性反应。这一阶段,卵母细胞和卵泡的体积均增大,卵母细胞由多层颗粒细胞(granulosacell)包围,颗粒细胞分泌糖蛋白,在它们和卵母细胞之间形成透明带,同时形成缝隙连接以传递细胞之间的电-化学信息。在数目不断增加的颗粒细胞之间也出现缝隙连接。随着卵泡的发育和颗粒细胞的分化,细胞膜表面出现 FSH- 受体、雌激素受体和睾酮受体,在内膜细胞表面有 LH 受体。卵泡也由无血管的卵巢皮质进入富含血管的髓质部。间质细胞、结缔组织、毛细血管网、神经纤维共同形成卵泡内膜。这使卵泡与血液循环建立起联系,置卵泡于激素的调控之中,对卵泡的进一步发育具有重要的生理意义。

(二)卵泡期

人卵泡期(follicular phase)为 8 ~ 12 天,初级卵泡发育成次级卵泡和成熟卵泡。

1. 次级卵泡(secondary follicle)

在垂体 FSH 和卵巢甾体激素的作用下,颗粒细胞合成和分泌黏多糖,和血浆的主要成分一起进入卵泡,形成卵泡液使卵泡内出现窦腔。FSH 的作用还可诱导颗粒细胞和内膜细胞膜上 LH 受体的形成,受体的数目和敏感性随卵泡成熟而逐渐增加,为排卵前 LH 峰的作用做好准备,而雌激素可促进受体形成。另外,在次级卵泡的颗粒细胞中还分离出催乳素(PRL)和前列腺素(PG)的受体,它们可能也参与卵泡功能的调节。

2. 成熟卵泡(mature follicle)

成熟卵泡的卵泡液急剧增加,卵泡腔迅速增大,颗粒细胞停止增殖,颗粒细胞层变薄,卵泡移向卵巢表面并向外突出。这时垂体 GTH 分泌量增多,卵泡细胞膜上的受体数也相应增加,对细胞的刺激加强,细胞内芳香化酶活性提高,雌激素的合成和分泌达高峰。

（三）排卵前期

在排卵前期（ovulation after phase）大量雌激素对下丘脑和垂体产生正反馈效应,使促性腺激素释放增加,进而形成排卵前 LH 峰。LH 分泌高峰使卵泡继续发生一系列结构和功能的改变,尤其是引起卵母细胞开始恢复分裂进程,使未成熟的卵母细胞完成成熟反应,终致排卵。

早在 1935 年, Pincus 等将兔卵母细胞从卵泡中剥离后进行体外培养,证明促性腺激素可使卵母细胞恢复减数分裂进程;同时,观察到成熟卵泡中的卵母细胞在没有 GTH 作用的条件下,可自动成熟,由此提出"卵母细胞可自发性成熟"的概念。因此设想,卵泡内存在某种抑制卵母细胞成熟的因子。现已从猪卵泡液中初步分离出一种小分子多肽,分子量在 $1 \sim 2$ kDa,它具有抑制卵母细胞成熟的作用,故称为"卵母细胞成熟抑制因子"（oocyte maturation inhibitor, OMI）。目前认为, OMI 可能由颗粒细胞合成和分泌,应将卵母细胞与颗粒细胞共同培养,卵母细胞的减数分裂即受到抑制。在正常月经周期中, GTH 使卵泡内 OMI 下降和卵泡成熟是一致的。但它的作用机制和 LH 解除这一抑制的机制尚不清楚。然而,无论卵母细胞成熟因子的化学性质如何,只要能使细胞内环腺苷酸（cAMP）维持在较高水平,就可抑制卵母细胞的成熟分裂。正常情况下,卵母细胞中的cAMP 可能是通过它与颗粒细胞间的缝隙连接而转运进来。在卵母细胞内也存在合成和分解 cAMP 的酶系,这一酶系的活性可能就是调节卵母细胞成熟的关键。

（四）排卵

排卵（ovulation）是一个多因素参与的复杂过程。过去认为卵泡破裂与其容量和压力变化有关,但近年在动物实验中发现,排卵前卵泡内压并未升高,相反有下降趋势。在排卵前,卵泡结构发生明显改变:①卵泡液急剧增多,卵泡膨胀;②卵泡壁扩张,细胞间质分解;③卵泡膜内血管充血,毛细血管通透性增强;④甾体激素和前列腺素等含量增加,激活蛋白水解酶。

当卵泡成熟时,卵泡液中许多酶的活性均增加,如蛋白水解酶、淀粉酶、胶原酶、透明质酸酶等,这些酶的激活使卵泡溶解破裂。

1. 促性腺激素和甾体激素的作用

LH可促进卵泡细胞分泌孕酮,在卵泡破裂部位,可促使溶酶体生成,使细胞基膜溶解;加速卵泡细胞内核糖核酸和蛋白质合成,促进"排卵酶"的释放,或是产生纤维蛋白酶原致活物质,使卵泡液中无活性的纤维蛋白酶原变成有活性的纤维蛋白酶,进而催化基底膜和卵泡内膜溶解。

2. 前列腺素的作用

在LH作用下成熟的卵泡可分泌前列腺素,在次级卵泡晚期亦出现了前列腺素受体。在兔交配后8小时给予前列腺素合成抑制剂吲哚美辛,可阻断排卵,而注入外源性前列腺素可反转吲哚美辛的抑制作用。因此,认为前列腺素对排卵有重要作用。

3. 卵巢神经和肌样作用

近年来发现,卵泡壁上存在着特殊平滑肌和肾上腺素能以及胆碱能受体,主要分布在成熟卵泡的外膜。这些特殊的平滑肌样细胞的数量随卵泡成熟而不断增加,细胞浆内含有收缩蛋白、肌动蛋白和肌球蛋白。在卵泡破裂部位还可形成微丝、致密体和吞噬体。在人和哺乳类动物卵巢中,有肾上腺素能和胆碱能神经纤维分布于平滑肌细胞间,神经末梢与肌细胞间的空隙在 100～150 nm。因此推测,在神经的调控下,神经末梢一方面释放递质促使卵泡壁的平滑肌收缩促进排卵;另一方面通过对甾体激素生成的影响间接作用于卵泡。

（五）黄体期

在排卵和黄体形成之前,卵泡细胞增大,LH 受体增加,对 LH 反应性增强,孕酮分泌增多,而对 FSH 反应性降低。卵泡破裂后,颗粒细胞的超微结构呈明显变化:体积大,胞浆与胞核比例增加,形成大量滑面内质网、管囊状线粒体、类脂质颗粒和高尔基体。

颗粒细胞的黄体化主要受 LH 的调节,而 LH 的促黄体化作用与其作用时间和浓度有关。LH 对卵巢黄体起着触发作用,无需持续作用;此外,LH 必须达到足够的浓度才能促进颗粒细胞黄体化。成熟卵泡在培养液中可"自动"黄体化,而未成熟的则不能,这可能是由于 LH 的浓度在未成熟卵泡中较低。最近发现,在小卵泡中含有一种肽类物质,能抑制颗粒细胞"自发性"黄体化,也抑制 LH 对这些细胞生成 cAMP 的作用,使 LH 受体减少,被称为黄体化抑制因子(luteinization inhibitor)。LH 很可能是由于解除了卵巢内抑制因子的作用而表现出促进的效应。

未受精的黄体退化和溶解的机制尚不清,可能是由于前列腺素 F2α 的作用,也可能是由于缺乏 LH 对黄体的维持作用。另外,黄体内存在的一种肽类物质能抑制 LH 与其受体结合,它只存在于黄体内,在陈旧的黄体中比早期黄体多得多,所以认为它与黄体的寿命和萎缩退化有关,称之为 LH 受体结合抑制因子(LH receptorbinding inhibitor,LH-BI)。

（六）卵泡闭锁

在每个月经周期中,有15～20个原始卵泡开始发育,通常只有一个卵泡能发育成熟至排卵,绝大多数卵泡在中途闭锁和纤维化,成为瘢痕组织。适当浓度的垂体促性腺激素和卵泡细胞的相应受体,是防止卵泡闭锁（atresic follicle）的主要因素。性甾体激素对卵泡的生长发育也有影响,尤其是雌激素合成的前体雄激素对卵泡生长有双重作用:当雄激素与雌激素比例增高时,人卵泡呈现闭锁变化,这可能是由于雄激素抑制FSH诱导LH受体生成的结果。无雄激素作用,FSH可增加颗粒细胞表面LH受体数量;加入雄激素后,受体含量减少。此外,卵巢内还可能存在FSH结合抑制因子,一种多肽类局部调节因子,它通过降低FSH受体的结合能力,从而大大降低FSH的生物效应,表现为降低LH受体对FSH的反应性和生成LH受体能力。可见,任何干扰LH受体的因素都可影响卵泡细胞的代谢,进而导致卵泡的闭锁。

二、卵巢激素分泌的调节

卵巢分泌的性激素主要是雌二醇、孕酮以及少量雄激素。排卵的发生将性周期分为两个不同的阶段,即排卵前的卵泡期和排卵后的黄体期（1uteal phase）。卵泡期主要由颗粒细胞分泌雌激素,而黄体期则主要分泌孕激素（图3-6）。

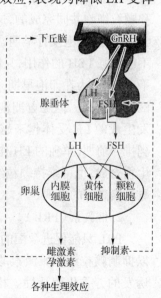

图3-6　下丘脑-腺垂体-卵巢轴

（一）雌激素合成和分泌的调节

雌激素不仅作用于附性器官,调节其发育和分化;同时,也反馈作用于丘脑 - 垂体,影响促性腺激素的释放;它还是调节卵泡发育的基本因素。雌激素可促进颗粒细胞缝隙连接的形成,使雌激素受体数量增加,促使细胞增殖;增强FSH的作用,加速卵泡腔和LH受体的形成。因此,探索雌激素生成的调节十分必要。

1. FSH 和 LH

FSH 是颗粒细胞中芳香化酶活性的主要刺激因子,激活芳香化酶使雄激素转化成雌激素。由于颗粒细胞中缺乏催化孕激素转变成雄激素的酶系,因此雄激素来源于内膜细胞,而内膜细胞生成雄激素依赖于 LH 的刺激作用。可见,雌激素的合成是在垂体 FSH、LH 双重作用下,由卵泡内膜和颗粒细胞共同完成的,这就是目前广为承认的"双重细胞学说"。在卵泡发育早期,FSH 可使 LH 受体增加,而 LH 却不能增强 FSH 的作用,只能维持 FSH 诱发的雌激素分泌水平,因此认为在卵泡早期,FSH 对颗粒细胞中芳香化酶的激活十分重要。但随着卵泡不断成熟,颗粒细胞表面 FSH 诱发生成的 LH 受体越来越多,所以 LH 的作用也逐渐明显。到排卵前期,单独的 LH 作用不仅可刺激内膜细胞雄激素的生物合成,也可维持颗粒细胞中芳香化酶活性,导致排卵前雌激素高峰的出现。

2. 催乳素（PRL）

PRL 只能促进孕酮的生成而不能促进芳香化酶活性,可以抑制颗粒细胞雌激素的生成。PRL 还可抑制 LH 和 FSH 诱发的芳香化酶活性。相反,雌激素可以刺激垂体释放于 PRL,这样在垂体 PRL 释放和卵巢雌激素生成过程中存在着负反馈调节机制,并可以此解释血中 PRL 水平高时,卵巢雌激素分泌减少的现象。

3. 血管活性肠肽(VIP)

VIP 这一脑肠肽也具有刺激颗粒细胞生物合成的作用,在卵巢基质的神经末梢中存在 VIP。实验证明,VIP 对卵泡颗粒细胞具有直接调节作用。但 VIP 对颗粒细胞生物合成的刺激作用只是 FSH 的 1/4,并不能刺激 LH 受体的形成。VIP 刺激雌激素生成也是通过 cAMP 增加芳香化酶的活性,对孕酮的刺激作用是先增加孕烯酮的水平,再使之转化成孕酮。

4. 雌激素

雌激素可促进促性腺激素对雌激素生成的刺激作用,也可增强 FSH 预处理的颗粒细胞对 LH 的反应性。可见,雌激素在卵泡微环境中通过超短的正反馈作用,自动调节着本身的生物合成过程。这种"自我增强"的作用,对在众多同时发育的卵泡中维持"优势卵泡"的作用有着重大的意义。根据雌激素的"自我增强"作用现象,有人推测:当某一卵泡发育到能产生足以反馈抑制 FSH 分泌时,其他卵泡由于 FSH 水平较低而终止发育,而"优势卵泡"则可以增强 FSH 的刺激作用,维持其雌激素的正常合成和分泌,使该卵泡能继续发育成熟。

5. 促性腺激素释放激素

GnRH 对颗粒细胞的直接作用主要表现为抑制效应。其作用特点为:① GnRH 及其激动剂不增加细胞内 cAMP 水平,并可刺激磷酸二酯酶(PD)活性,使 cAMP 减少,从而抑制 LH 和 FSH 的作用;② GnRH 可使细胞内钙离子的动员增加;③ GnRH 使细胞中花生四烯酸的生成与释放明显增加,然后促进钙离子的动员。

6.其他因素

除上述因素外,循环中还有一些生长因子,如上皮生长因子(epidermal growth factor, EGF),血小板衍生的生长因子(platetet-derived growth factor, PDGF),胰岛素样生长因子(insulin-like growth factor, IGF)。这几种生长因子作用的共同特点是,激活膜受体上的特异性蛋白激酶,使受体上蛋白质酪氨酸残基磷酸化而发挥调节作用。

卵巢内抑制素(inhibin)对卵泡的发育和分泌功能都有调节作用。抑制素特异地作用于腺垂体细胞,抑制 FSH 的释放,进而减弱 FSH 对卵巢的作用,对 LH 的释放几乎无影响。

卵巢颗粒细胞与黄体细胞产生另一种调节蛋白,称为卵巢调节蛋白(follicle regulatory protein, FRP),它不作用于垂体,而作用于卵巢,通过抑制芳香化酶与 3β-羟甾脱氢酶,减少雌激素和孕酮的生成。

小卵泡中的颗粒细胞还可分泌纤维粘连蛋白(fibronectin),它能抑制颗粒细胞对促性腺激素的反应,加入雌激素,FSH 和胰岛素可使纤维粘连蛋白水平降低。

此外,颗粒细胞的雌激素生物合成也受到糖皮质激素的影响。在生理情况下,糖皮质激素对颗粒细胞的功能可能没有调节作用,只是在应激状态下,或服用大量可的松类药物时,糖皮质激素既可作用于丘脑-垂体抑制 GTH 的释放,也可直接抑制颗粒细胞雌激素的分泌。

(二)孕激素合成和分泌的调节

在排卵前,成熟卵泡即可分泌孕酮,但孕酮的大量合成和释放发生在排卵后的黄体期,此时颗粒细胞由 FSH 依赖型转变成 LH 依赖的黄体细胞。孕酮在调节受精卵着床和维持妊娠过程中起着关键性作用。而黄体细胞孕酮分泌的调节是极其复杂的,既受垂体分泌的促性腺激素(LH、FSH和 PRL)和胎盘分泌的绒毛膜促性腺激素(HCG)等因素的兴奋性调控,也受 GnRH、PGF2α 和其他物质的抑制作用。

1. 刺激孕酮分泌的因素

除已知的垂体促性腺激素(LH 和 FSH)、人绒毛膜促性腺激素(human chorionic gonadotropin, hCG)是主要的孕酮合成和分泌的刺激因素外,最近又陆续发现催乳素(PRL)、血管活性肠肽(VIP)、雄激素(Androgen)、胰岛素、上皮生长因子(EGF)、糖皮质激素、肾上腺素等都具有直接或间接的刺激孕酮增加的作用。它们的作用机制基本上都是通过黄体细胞上的特异性受体,使细胞内 cAMP 水平升高,最终激活侧链裂解酶(SCC)和 3β-羟甾体脱氢酶(3β-HSD)的活性,进而使孕酮和孕烯酮的合成与释放增加,或是抑制 20α-羟甾体脱氢酶(20α-HSD)、抑制孕酮降解为 20α-羟孕酮。

催乳素(PRL)有维持黄体、延长其存活期的作用,这一作用可分为三个方面:

(1)维持黄体细胞膜的完整性及膜内 LH 受体的数量。PGF2α 可使黄体细胞膜的磷脂成分发生变化,增加膜的黏滞性,掩护 LH 受体,导致黄体溶解;而 PRL 则可通过恢复细胞膜的流动性而暴露 LH 受体,维持黄体细胞对 LH 的反应,使孕酮生成得以正常进行, PRL 还可抵消大剂量 LH 和 hCG 使黄体细胞膜对 LH / hCG 受体数目减少的现象。

(2)PRL 为黄体细胞的甾体激素生成提供底物, PRL 和 LH 一样,促进脂蛋白与细胞膜上的受体结合,形成脂蛋白-受体复合物,内移入胞浆,经溶酶体降解,释放胆固醇,供孕酮合成之用。PRL 促使脂蛋白与黄体细胞膜结合的能力较 LH 还强,同时 PRL 也可增强膜上脂蛋白的受体。

(3)PRL 可诱导多种动物的离体黄体细胞产生孕酮,且呈量效关系。它既可抑制孕酮降解,又可增加孕酮的合成。

2. 抑制孕酮分泌的因素

目前认为,可抑制孕酮分泌的因素有 GnRH 及其类似物,前列腺素及一些卵巢内调节因子(intra-ovarian regulator)。

(1)GnRH

GnRH 可直接作用于卵巢,抑制其孕酮生成过程,也可抑制 FSH、LH/hCG、PRL 与 β_2 肾上腺素能受体激动剂所引起的孕酮分泌。其抑制作用表现为 cAMP 生成减少,孕酮合成酶(3β- 羟甾脱氢酶和侧链裂解酶)的活性降低,而孕酮降解过程中的 20α- 羟甾脱氢酶活性升高,因而使孕酮的生成减少。

(2)前列腺素

特别是 PGF2α 对黄体细胞生成的抑制作用与 GnRH 的作用相似,如两者同时使用,则抑制效应更为明显。

(3)缩宫素

除下丘脑可制造缩宫素外,卵巢也可生成缩宫素,卵巢产生缩宫素(oxytocin, OX)的量随生殖周期的变化而波动,人黄体细胞的离体培养实验发现:OX 对 hCG 和 8- 溴 cAMP 诱导的孕酮生成过程均起抑制作用;此外,实验还证明,OX 可溶解黄体,在 PGF2α 存在的条件下,OX 的溶黄体作用加强。因此,OX 被认为是卵巢内抑制性调节因子之一。

(4)LH 受体结合抑制因子

LH 受体结合抑制因子(LH receptor binding inhibitor, LHBI)它是另一个抑制孕酮的卵巢内调节因子,可抑制基础的和 LH 诱导的孕酮分泌,促进黄体萎缩退化。LHBI 明显抑制 hCG 与其受体的结合,对睾丸组织无影响,说明 LHBI 具有组织特异性(图 3-6)。

三、卵巢激素的反馈调节

卵巢分泌的雌二醇、孕酮等激素对 GTH 的分泌都呈现刺激和抑制,即正和负反馈效应,依各自发挥作用的时限、浓度及部位的差异而表现不同效应,进而调节着雌性生殖活动的周期性节律。

(一)雌二醇的反馈作用

在卵泡早期,血浆中低水平的雌二醇对垂体 GTH 的基础分泌呈负反馈调节。如切除动物的卵巢或是绝经期妇女,则表现为血中 LH 和 FSH 水平增高,此时若给予小剂量雌二醇,1 小时内即可抑制 LH 和 FSH 的释放。可见,当雌二醇在血浆循环中的浓度较低时,对 GTH 分泌表现较迅速的抑制作用。

与此相反,高浓度的雌二醇的持续作用对 GTH 分泌呈正反馈效应,排卵前 LH 和 FSH 峰的出现主要是成熟卵泡大量分泌雌二醇的结果。月经周期中期 LH 峰出现的前一天,血中首先出现明显的雌二醇峰,如用抗雌二醇血清阻断雌二醇作用,便可抑制 LH 峰的出现,从而抑制排卵。

(二)孕酮的反馈作用

孕酮对 LH 和 FSH 分泌的反馈控制却与雌二醇相反。孕酮的主要作用是在黄体期高浓度情况下,抑制雌二醇引起的 LH 和 FSH 分泌,阻断雌二醇的正反馈作用,使 GTH 分泌维持在较低的基础水平。在黄体期给妇女注射雌二醇也不能出现 LH 峰。然而,在排卵前孕酮水平较低的时候,它却表现对 LH 分泌的正反馈效应,与雌二醇的作用相似,二者协同作用,促进 LH 分泌高峰的形成。

孕酮反馈效应的作用部位与雌二醇相似,在垂体和下丘脑的视前区,正中隆起都存在着孕酮结合位点,所以它可以直接作用于垂体改变促性腺激素分泌细胞对 GnRH 的反应性,也可以作用于下丘脑 GnRH 细胞或通过中枢其他递质传递系统改变 GnRH 脉冲释放的频率和幅度,进而控制 GTH 的分泌。

(三)其他卵巢激素

近年来发现,存在于卵泡液中的抑制素(inhibin)可特异地抑制垂体释放 FSH,而不影响 LH 分泌。随之,从猪的卵泡液中又发现了两种具有刺激 FSH 分泌的蛋白因子,一种被称为卵泡刺激素释放蛋白(FRP),另一种为刺激素(activin)。抑制素和刺激素的发现,还为解释 GnRH 对 LH 和 FSH 释放控制的分离现象提出了新的途径。FSH 和刺激素与 GnRH 作用有许多不同之处:①既刺激 FSH 释放,也刺激 FSH 合成;②不影响 LH 释放;③作用开始时间较 GnRH 晚,作用缓慢;④用 GnRH 受体阻断剂不能阻断 FRP 的作用,说明这种刺激作用不是通过 GnRH 受体实现的。

综上所述,下丘脑弓状核是月经周期神经分泌的调控系统的中枢,产生 GnRH,每隔 1～2 小时发出一次脉冲式释放到达腺垂体,引起 GTH 脉冲式分泌。GTH 作用于卵巢,使卵泡开始发育,产生雌二醇,卵泡初期这些雌二醇抑制垂体对 GnRH 的反应性,使 FSH 和 LH 分泌不致过多。随着卵泡发育成熟,在 FSH 和 LH 共同作用下,雌二醇分泌急剧增多,孕酮的分泌也有所增加,当血中雌二醇超过 200 ng/ml 的阈值,持续 36 小时以上,负反馈作用中断,雌二醇和孕酮使腺垂体对 GnRH 反应迅速增强,触发了排卵前 LH 峰。

成熟卵泡在 GHT 峰作用下,排卵,转变成黄体,分泌大量孕酮,孕酮一方面抑制卵巢内的卵泡发育,另一方面抑制垂体 GTH 的释放,直至黄体退化后,孕酮分泌减少,GTH 分泌开始增多,新的卵泡才开始发育,重新开始新的周期。在整个周期中,由于雌激素和孕激素的作用,子宫内膜也出现周期性变化,直至黄体退化,孕激素迅速下降,内膜脱落,子宫出血,即月经出现,成为新周期开始的明显标志(图 3-6)。

第三节 男性生殖功能的调节

一、精子的发生

精子发生开始于原始生殖细胞在胚胎期的迁移。在发育早期,原始生殖细胞离开卵黄腔,经后肠到达肠系膜区,在此形成生殖嵴。此后迅速增殖,并与体腔表皮细胞和中肾区 Leydig 细胞相互作用形成睾丸索。在睾丸决定因子的作用下,原始生殖索分化为睾丸。睾丸由间质和生精小管两部分组成。间质中的内含物主要是 Leydig 细胞、巨噬细胞、淋巴管和血管。生精小管中无血管,由支持细胞(Stertoli 细胞)和不同发育期的生精细胞共同组成生精上皮,其外包有基膜和类肌细胞。支持细胞之间在近基膜底部是一种称为紧密连接的结构,由此将生精小管划分为近基膜和近管腔两部分,形成血-睾屏障,能阻止生长因子营养物质、某些肽类激素由间质进入生精小管腔。同时,也阻止生精细胞分泌的抗原进入间质受到免疫系统攻击。此外,多数类肌细胞间存在着紧密连接,类肌细胞层与基膜一起构成渗透性屏障,对某些小分子进行过滤,协助维持有效的血-睾屏障。血-睾屏障的建立使生精小管近管腔部形成不同于血液和淋巴液的特殊环境,是维持生精细胞发育所必需的。

精子发生是从精原细胞有丝分裂开始到形成外形成熟精子的过程。主要包括三个连续阶段:①减数分裂前阶段:精原干细胞通过有丝分裂形成 2 个子细胞,一个作为精原细胞进入精子发生过程,而另一个作为精原干细胞贮存起来。进入精子发生过程中的精原细胞通过一系列有丝分裂,产生前细线期精母细胞,该过程发生在血睾屏障之外。②减数分裂阶段:细胞经细线期、偶线期、粗线期、双线期和终变期发生第 1 次分裂,产生次级精母细胞。后者很快发生第 2 次分裂,产生单倍体圆形精细胞,该过程在生精小管近管腔处发生即已越过血睾屏障。③减数分裂后阶段:圆形精细胞经过精子变态形成睾丸成熟精子,释放到生精小管管腔中,这个过程称作精子变态。包括:顶体形成;核浓缩;染色体上的组蛋白由鱼精蛋白替代;染色体变成致密的染色质纤维,使核不再具有转录活性;鞭毛的发育;细胞质和细胞器的重组;精子排放等过程。

生精小管中组成精子发生过程的各种细胞的排列并非随机,而是高度有序。一代生殖细胞与其前后代的生殖细胞在生精上皮中相互交叠,组成一个恒定的生殖细胞混合体,称为细胞组合。一个细胞组合的所有细胞分布于生精上皮的基膜到管腔的各部分。不同细胞组合按一定次序在生精上皮中顺序出现,使精子发生成为一个周期性循环过程。完整的精子发生过程,即从干细胞有丝分裂到睾丸精子形成,需经 4 个生精周期。

不同种属动物精子发生的效率有较大差异。研究表明,人类精子发生效率和下列因素有关:①进入减数分裂前精原细胞进行有丝分裂的次数是决定精子发生效率的一个关键因素。②生精细胞退化是影响精子发生效率的一个因素，生殖细胞退化是精子发生中的正常现象。出现退化的生殖细胞包括精原细胞、精母细胞及生精细胞。生殖细胞的退化死亡和清除方式是通过凋亡。③精原细胞数是影响精子发生效率的又一个重要因素，因为进入减数分裂的精母细胞数依赖于精原细胞数。FSH 和抑制素的协同作用能调节进入减数分裂的精原细胞数。另外，维生素 A、激活素及 IL-1 等可能参与精原细胞数的调节。

二、精子发生的调节

精子的发生受内分泌和细胞间相互调节。FSH、LH 及雄激素在生精过程中都是必需的，缺一不可。FSH 是启动精子发生的最重要的因子。FSH 通过 cAMP 和钙离子信号途径直接调节支持细胞或（及）生精细胞。FSH 的作用可能是改变支持细胞的结构及功能；产生有利于精子发生的条件，从而启动精子发生。LH 作用于 Leydig 细胞，启动雄激素合成。雄激素是精子发生调节中最为重要的激素，睾丸内类肌细胞和支持细胞是其靶细胞。雄激素分别作用于类肌细胞和支持细胞。作用于前者产生支持细胞调节蛋白，最终以雄激素和支持细胞调节蛋白，实现对支持细胞的双重调节。虽然内分泌激素对精子的发生起重要调节作用，但大多数激素不能穿越血睾屏障，不能直接对精子的发生行使调节作用，它们需睾丸体细胞介导，睾丸内各种体细胞的调节及细胞间相互作用对正常生精过程起重要作用。支持细胞是生精上皮中唯一与生精细胞相接触的细胞，它在精子发生中发挥重要作用。精子的发生是在支持细胞调节下生精细胞程序分化的结果（图 3-7）。

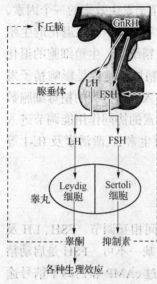

图 3-7 下丘脑 - 腺垂体 - 睾丸轴

（一）FSH 在精子发生中的作用

FSH 的主要作用是促进生精上皮发育和精子的形成。根据试验观察，FSH 能促进生精曲小管的增长，促进生精上皮分裂，刺激精原细胞增殖，并在睾酮的协同作用下促进精子形成。FSH 对精子发生的调节作用具体表现为：①诱导动物和人精子发生的启动或始发；②引起去垂体大鼠与冬眠动物精子发生的再启动；③与睾酮一起参与维持性成熟灵长类的精子发生，特别对保持精子发生在数量与质量上完全正常是必需的。

用药物单独除去间质细胞，然后分别单用睾酮或 FSH 和睾酮合用，证明睾酮与 FSH 可以分别单独地作用于精子发生的不同阶段，说明两者有协同作用。即便如此，两者合用也不能使这种动物模型的精子发生完全恢复至正常。因此，以往认为单独应用睾酮足以维持大鼠精子发生的结论值得进一步实验验证，或者至少可以认为睾酮不能单独长期维持正常精子发生的质与量，对灵长类和人尤其如此。FSH 基因敲除的小鼠以及 FSH 受体编码基因突变失活的男性患者，均能进行精子发生，但精子生成的数目受到影响。FSH 的部分作用是通过刺激支持细胞中的雄激素受体间接实现的。离体与在体研究都证明 FSH 对雄激素受体有两种效应：①短期内（5小时以内）引起雄激素受体 mRNA 稳定性下降,但这一效应并不影响雄激素受体蛋白的水平;②长期效应（24小时以后）FSH 能刺激雄激素受体基因的转录,从而升高雄激素受体 mRNA 和雄激素受体蛋白的水平。

（二）LH 在精子发生中的作用

LH 在雄性动物有刺激睾丸间质细胞的作用,所以又称间质细胞刺激素（interstitial cell stimulating hormone,ICSH）。对雄性动物而言,LH 可刺激睾丸间质细胞合成并分泌睾酮,这对副性腺的发育和精子最后形成起决定作用。LH 对 Leydig 细胞的作用主要为营养功能和刺激睾酮释放。FSH、LH 和睾酮三种激素均不能直接作用于生精细胞,而是直接或间接作用于支持细胞。相邻支持细胞间紧密连接构成血-睾屏障,致使睾丸血液与生精小管之间不能发生直接交换。血-睾屏障可以避免有害因子对精子产生影响,仅能允许 FSH、LH、睾酮等激素通过,却阻止分子量同样大小的其他物质进入。由此看来,支持细胞在精子发生的调节与控制中占有特殊的地位。

目前雌激素参与生殖系统发育及精子发生调节已日益受到关注。研究发现,Sertoli 细胞中的芳香化酶可催化睾酮（T）转变为雌二醇（E_2）,小剂量的 E_2 能促进 A 型精原细胞分裂增生及精母细胞减数分裂;在无血清和其他营养因子体外培养生精细胞时,加入低剂量的 E_2 可减少生精细胞凋亡,提示雌激素可以作为早期生精细胞的生长因子,其缺乏可导致生精细胞凋亡和分化障碍。雌激素受体基因敲除小鼠的精子生成量显著减少,精子发生障碍。然而,过量的雌激素可引起生精细胞增殖分化障碍和凋亡,抑制精子发生。如生活环境中雌激素摄入量升高是目前造成人类精子数目普遍下降的原因之一。研究认为 E_2 可通过旁分泌作用于 Leydig 细胞膜上的 E_2 受体,抑制 T 合成分泌,维持 T/E 动态平衡。

（三）支持细胞在精子发生中的作用

在激素对精子发生的复杂调控网络中,Sertoli 细胞处于核心地位。FSH 和睾酮等并不能直接作用于生精细胞,而是与 Sertoli 细胞上的相应受体结合,产生效应因子,通过旁分泌作用营养生精细胞和调节生精过程。

每个支持细胞在其基部与周围的 5 个支持细胞相连接,并且与各种不同发育阶段的 47 个生精细胞相接触。因此支持细胞的形态是非常复杂的,它与 50 多个邻近细胞的连接提示细胞间相互作用的重要性。支持细胞从生精小管的基部一直延伸至顶部,为精原细胞的有丝分裂、精母细胞的减数分裂和精子细胞变形成为精子提供了场所。同时还能通过胞质间桥使由同一精原细胞分化而来的生精细胞群之间保持联系。支持细胞在其基部有紧密连接和缝隙连接,称之为连接复合体,对血 - 睾屏障的形成和生精细胞发育所需的微环境是至关重要的。在支持细胞和生精细胞之间也存在着特殊的机械作用。支持细胞中朝向精母细胞和精子细胞顶体侧的内质网膜的嵴是平整的,这些结构被普遍认为是连接装置。另一种支持细胞和生精细胞之间的机械作用称为管球复合体(tubulobulbar complex),成熟期精子细胞头部的胞膜呈狭窄的管状突起陷入邻近的支持细胞膜中。生精细胞发育的连续性和生精上皮的周期性都表明,支持细胞和生精细胞间作用是动态的,并且随着组织构型的快速变化而改变。最主要的组织构型变化是早期精母细胞从基底小室通过紧密连接转移至近腔小室。在显微镜下可以观察到支持细胞和生精细胞之间是直接接触的,支持细胞同时还必须黏着胞质残余体以防它们从生精上皮的表面脱落。这些残余体必须与精子脱离,附着在支持细胞的表面,最终为支持细胞所吞噬降解。支持细胞的一个重要功能就是将必需的营养物质从血浆运输到生精细胞内。由于血-睾屏障的存在导致支持细胞必须为生精细胞提供不可缺少的营养。

支持细胞和生精细胞之间的调节作用是通过旁分泌因子和局部的营养因子来进行的。

1. 雄激素结合蛋白

ABP 是对雄激素有高度亲和力的载体蛋白质。Sertoli 细胞在 FSH 刺激下分泌 ABP,小部分经基底膜进入血液,大部分进入曲细精管管腔,由于 ABP 与睾酮有高度亲和力,能缓解间质细胞分泌睾酮的时间波动性,使曲细精管及附睾管内雄激素维持在稳定的高水平,维护精子发生的微环境,调节精子发生和成熟过程。

2. 转铁蛋白

由两个结构和功能类似的结构域组成,是分子量约为 80 kDa 的单一肽链糖蛋白。Sertoli 细胞合成和分泌转铁蛋白的作用受到 FSH 和 EGF 的调控, EGF 可能是通过调控转铁蛋白的分泌来发挥其在生精过程中的重要作用。所有生精细胞表面都有转铁蛋白受体,但尤以粗线期精母细胞表达水平为高。Sertoli 细胞分泌转铁蛋白,转铁蛋白结合铁离子,将铁运输进入生精细胞,维持其细胞色素活动和呼吸功能。

3. 干细胞因子

在发育成熟睾丸中,Sertoli 细胞是唯一一种能产生干细胞因子(stem cell factor, SCF)的细胞,受生长因子和 FSH

的调节。SCF 与精原细胞上的 c-kit 受体相互作用,调节生精细胞的迁移、增殖和分化。在胎儿发育期, SCF/c-kit 能够诱导原始生殖细胞发育;雄性胎儿出生后,它能诱导原始生殖细胞向尚未分化的性腺转移,同时刺激原始生殖细胞增殖。有证据表明 SCF/c-kit 系统对精原细胞的后期分化和增殖是必须的, SCF 支持精子发生和生精细胞存活,是通过上调 bcl-2 家族存活保护蛋白 Bcl-W 和 Bcl-x 及下调 bcl-2 家族凋亡保护蛋白 Bax 实现的。

4. 骨形态形成蛋白 4

骨形态形成蛋白 4(bone morphogenetic protein 4, BMP4) 是 TGF-β 超家族成员之一,是调节精子发生的重要分化信号,其特异受体 Alk3 和 R-Smad 在增殖中的原始生殖细胞和精原细胞中表达。BMP4 与原始生殖细胞(PGC)形成有关;生后很早即由 Sertoli 细胞合成和分泌,通过与生精细胞上的受体特异结合调节精子发生。BMP4 可刺激精原干细胞或外胚层细胞,通过 Akt/PTEN 信号通路上调 fragilis 基因家族及 SRY 基因表达,促进细胞有丝分裂并发育分化为精原细胞。

支持细胞和生精细胞共同培养能促进生精细胞内 RNA 和 DNA 的合成,刺激生精细胞表面抗原的出现和维持谷胱甘肽的生成。当破坏间质细胞完全消除睾酮之后支持细胞合成的大多数蛋白质不变,只是分泌量减少,外源给予睾酮后,无助于这一现象的改善,而没有雄激素受体的圆形精子细胞蛋白产物的分泌却受到刺激而升高。其次,睾丸内睾酮浓度 20% 足以使睾丸内所有的雄激素受体达到饱和,而实际上为维持啮齿类动物的精子发生所必需的睾酮浓度要比周边血浓度高出 40 倍,人则高约 200 倍。所以认为睾酮对生精小管的作用与其对其他靶器官或组织的作用在机制上有着根本性的区别。基于这些发现,有人推测:①生殖细胞蛋白产物的分泌受控于支持细胞某些尚属未知的功能;②睾酮可能通过生殖细胞膜效应直接对其行使调节,而不通过雄激素受体,因为生殖细胞内无雄激素受体的存在。

（四）睾丸间质细胞在精子发生中的作用

睾酮(testosterone)是雄激素最主要的形式,是调节Sertoli细胞功能的主要激素,也是维持精子发生最关键的因素之一。体内能合成睾酮的组织主要是睾丸,男性体内95%的睾酮来源于睾丸的间质细胞(Leydig细胞),肾上腺皮质、卵巢和胎盘也能分泌少量雄激素。睾酮一般不在体内存留,很快被利用分解,其降解产物主要为雄酮,通过尿液和粪便排出体外。睾酮产生后释放进入血液,约98%与各种蛋白质结合,其中40%与清蛋白呈非特异结合,60%与肝细胞分泌的雄激素结合蛋白特异性结合存在,呈结合状态的雄激素无生物活性,因此只有1%～3%的游离雄激素具有生物活性。但与清蛋白结合的雄激素易于转化成为游离睾酮,表现出生物活性。大部分睾酮在分泌后经血液流到全身各个靶细胞,一小部分睾酮(或代谢产物)可进入生精小管。在生精小管中睾酮与支持细胞内的雄激素受体(AR)结合,也可以与管腔中的雄激素结合蛋白(androgen binding protein, ABP)结合形成复合物,调节Sertoli细胞的合成和分泌功能(如分泌雄激素结合蛋白、抑制素、MIS),间接影响生精细胞的发育和分化。

雄激素受体(AR)属于核内激素受体超家族,也具有四个功能结构域:转录活化域、DNA结合域、绞链区和激素结合域。DNA结合域由72个氨基酸残基组成,富含半胱氨酸,具有锌指结构模体,能结合到靶基因 DNA 的雄激素反应元件序列上,指导该基因的转录。C 末端含有激素结合域,当与睾酮或双氢睾酮结合后,受体立体构型发生改变,激素—受体复合物与靶基因结合,引起基因转录。AR 被活化后,以二聚体的形式与靶基因的激素反应应答元件结合,促进与雄性分化发育相关基因的转录。激素受体复合物一旦形成后,可以促进自身的不断生成。所以认为,FSH 可能只作为一种始动因素,以后单独依靠睾酮也可以维持一定的生理功能。AR 基因敲除的雄性小鼠精子发生受到严重阻碍。睾酮对精子发生的调节机制目前仍不十分清楚,主要研究的结果可归纳为:睾酮通过睾丸内分布较广的受体间接地调节精子发生,雄激素受体在 Sertoli 细胞、Leydig 细胞、管周壁细胞和睾丸小动脉内皮细胞核内普遍存在。离体和在体研究证明管周细胞是雄激素依赖细胞,具有丰富的雄激素受体。在睾酮的作用下,管周细胞合成、分泌一种调节 Sertoli 细胞功能的糖蛋白。该蛋白对 Sertoli 细胞作用后产生的生物学效应远高于 FSH 对 Sertoli 细胞的作用效应。大多数学者认为睾酮不是直接作用于生殖细胞,而是通过相应受体间接调节精子发生。迄今为止,也没有可靠的证据支持任何生殖细胞内有雄激素受体的存在。

三、睾丸激素的反馈调节

下丘脑 - 垂体 - 睾丸轴的活动受到三种不同反馈机制的调节:① "长" 反馈系统:由睾丸和肾上腺产生的甾体激素(主要是雄激素)提供抑制信号,通过体液途径作用于下丘脑,调节 GnRH 的分泌;② "短" 反馈系统:由垂体前叶合成的促性腺激素提供抑制信号,作用于下丘脑,影响 GnRH 的分泌；③"超短"反馈系统：血液中 GnRH 的浓度变化反过来作用于下丘脑，调节其自身的分泌（负反馈）。

外周血高浓度的雄激素能反馈性地抑制 FSH 和 LH 的分泌。在男性，睾酮是 LH 分泌的最主要抑制物，但睾丸的其他产物，如雌二醇和其他雄激素也可抑制 LH 的分泌。雌二醇可以在睾丸中产生，也可由外周血中雄激素及雄激素前体转化而来。与睾酮相比，雌二醇在男性血中的浓度相对较低，但其抑制 LH 和 FSH 分泌的能力要强的多（约 1000倍）。睾酮对促性腺激素分泌的抑制作用，定位于下丘脑中部基底区。另一方面，睾酮也能抑制垂体对促性腺激素释放激素（GnRH）的反应性。雄激素除了对下丘脑有抑制作用外，对垂体也存在着直接的抑制作用。与 LH 相比 FSH 的反馈调节机制尚不十分清楚。睾酮和雌二醇可以抑制 FSH 的分泌，但很多研究提示，来源于生殖上皮的非类固醇类物质（如 Hinhibin, activin）在 FSH 的反馈调节机制中起重要作用。activin 刺激 FSH 的分泌，而 FSH 促进 inhibin 的释放，后者又反馈抑制 FSH 的分泌。

另外，其他激素和一些因素也可能影响下丘脑 - 垂体 - 睾丸轴。如情绪和环境改变可通过大脑皮层影响下丘脑功能。高剂量雄激素、孕激素可抑制促性腺激素的分泌。抑制素是一种睾丸内的蛋白质物质，可从支持细胞中培养、纯化后获得，仅具有调控 FSH 的作用，不影响 LH 的分泌（图3-7）。

（朱晓红）

第四章　生殖功能的免疫调节

第一节　女性生殖与免疫

人在漫长的进化过程中,已成为高级生物,为了整个人类种族的繁衍,女性生殖器官已进化形成独特的保护机制,能识别、排斥各种抗原而不排斥精子及胎儿,以保证整个生殖活动的进行。同时,女性生殖系统受神经内分泌的控制,具有明显的周期性变化,也可引起局部免疫功能的周期性变化。

一、女性生殖道黏膜免疫

在女性生殖道,其免疫应答既涉及对细菌、病毒等病原体的抵抗,又涉及同种异体的精子、胎儿的耐受,因此有其特殊性。

（一）女性生殖道黏膜抗原呈递细胞

一个有效的免疫应答要求抗原呈递细胞（antigen presenting cell, APC）呈递抗原给 T 细胞,使 T 细胞活化,导致一系列免疫活性细胞发挥效应,其中包括细胞因子的产生、细胞毒性、抗体分泌等。女性生殖道黏膜中白细胞占细胞总数的 6%～ 20%,输卵管和子宫中的白细胞比例比宫颈和阴道高,绝经后妇女子宫内膜白细胞减少。白细胞中大多数是 T 细胞（30%～ 60%）,输卵管中有很多粒细胞,而其他生殖道组织中粒细胞数目很少。所有生殖道组织中都含有B细胞和巨噬细胞,只是数目较少。子宫内膜中有大量白细胞,分布在上皮间和基质内,它们可以是分散的,也可聚集在腺体附近。子宫内膜中的白细胞在月经周期不同时相数量和构成比不同,但子宫白细胞本身不表达雌、孕激素受体,因此这种调控作用一定是间接的,可能是通过表达雌、孕激素受体的上皮细胞或基质细胞起作用。

在恒河猴的阴道、宫颈阴道部、颈管内的黏膜下有中等数量的 CD68$^+$ 巨噬细胞,在生殖道黏膜下层都存在不同数量的 CD20$^+$ B 细胞,部分动物的阴道黏膜下和宫颈阴道部黏膜下存在集合淋巴结,内含巨噬细胞和 B 细胞。郎格汉斯细胞主要分布在阴道和宫颈黏膜上皮,周围是激素依赖并周期变化的上皮细胞,有抗微生物免疫作用,又可耐受精子抗原。宫颈阴道黏膜的 CD1α$^+$ 郎格汉斯细胞在不同区域有差别,但数目和分布与月经周期无关。郎格汉斯细胞的数目与月经周期中宫颈阴道部和阴道上皮厚度的变化并不伴有上皮内免疫细胞数量的改变。除经典的 APC 如巨噬细胞、DC、B 细胞外,女性生殖道黏膜上皮细胞也可呈递抗原,并且受 MHC-Ⅱ类分子的限制。许多研究证明阴道、宫颈、输卵管上皮,子宫内膜上皮和基质细胞都有抗原呈递功能。

(二)女性生殖道黏膜免疫的效应细胞

在子宫内膜中有集合淋巴结,它以 B 细胞为中心,周围是大量 CD8$^+$、CD4$^+$ T 细胞,再外围是巨噬细胞环。巨噬细胞、CD4$^+$ 和 CD8$^+$ T 细胞、CD56$^+$ NK 细胞分布于整个子宫内膜。子宫内膜的 T 细胞 2/3 以上是 CD8$^+$ T 细胞,多为表达 αβ-TCR,αδ-T 细胞只占 5%～10%,并且在月经周期中相对稳定。而输卵管、宫颈、阴道缺乏集合淋巴结,但有 CD8⁺ 和 CD4⁺ T 细胞及巨噬细胞。宫颈阴道部和阴道的基质中有少量 T 细胞,在宫颈阴道部和阴道上皮内有大量 CD8⁺ 细胞。宫颈阴道部的 T 细胞表达趋化因子受体 CCR5,是 HIV-1 感染的协同受体。宫颈阴道黏膜的 CD2⁺、CD3⁺、CD4⁺ 和 CD8⁺ T 细胞、CD20⁺ B 细胞以及表达 Ig 浆细胞等免疫活性细胞的类型在不同区域有差别,但数目和分布与月经周期无关。浆细胞位于宫颈管内、宫颈阴道部、阴道和输卵管。宫颈管内和输卵管的上皮细胞持续表达分泌片。CD3⁺ T 细胞和巨噬细胞、CD 分布于整个下生殖道的上皮,CD3⁺ T 细胞的溶细胞活性在宫颈和阴道较高,且与月经周期无关,而它在子宫内的溶细胞活性受激素调节。

（三）女性生殖道黏膜的免疫球蛋白

人类女性生殖道黏膜系统表达的成分有其特点。尽管有 SIgA,但 IgG 更丰富,而且缺乏产生共同黏膜免疫应答的典型 MALT。用抗原经生殖道免疫可在抗原刺激局部产生 IgA,其他黏膜部位的免疫可通过共同黏膜免疫系统诱导生殖道产生特异性抗体。

对宫颈 Ig 产生细胞的研究发现,浆细胞分泌 IgA 及少量 IgG 和 IgM。IgA 分泌细胞中 J 链的出现显示多聚 IgA 的合成。宫颈黏液中约 80% 的 IgA 呈多聚体形式,而在阴道液中仅 55% 为多聚体。

从大鼠子宫分泌片和子宫上皮细胞中可检测到高水平的多聚 IgA（pIgA）受体。在动情周期中,子宫组织内的多聚 IgA 受体 mRNA 水平与 IgA 多聚受体表达相关,并受雌激素和黄体酮的调节。雌激素使多聚 IgA 受体 mRNA 水平升高,黄体酮可部分抵消雌激素的作用。仅在人类子宫内膜偶尔会检测到浆细胞和表达免疫球蛋白的细胞,子宫内膜本身产生的 IgA 很少；宫腔内大部分 IgA 是在组织中合成并转移而来。

研究发现，人类宫颈管内的分泌物比宫颈阴道的分泌物中免疫球蛋白水平高。在宫颈管内和宫颈阴道分泌物中，IgG 占 80%，IgA 占 12%；而在消化道黏膜分泌物中 IgA 占大部分（80%）。在宫颈管内和宫颈阴道分泌物中，IgG 和 IgM 主要来自血清，而总 IgA 和 SIgA 是局部分泌的。总 IgA 和 SIgA 水平低，可能与阴道和宫颈对感染的敏感性有关。

（四）女性生殖道黏膜免疫

黏膜内的淋巴细胞受刺激后通过区域淋巴结进入血流，再通过这些淋巴细胞表达的归巢分子与黏膜后微静脉的内皮细胞表达特殊黏附分子相互作用回到黏膜固有层"家"中。由于存在共同黏膜免疫机制，在其他黏膜部位的免疫也可在生殖道获得相应的免疫应答。

（五）女性生殖道黏膜免疫的调节

女性生殖道黏膜免疫受抗原、细胞因子及性激素的调节。子宫及阴道上皮细胞和基质细胞的抗原呈递作用受激素和细胞因子的调控，随动情周期的不同时相而不同。对月经周期中免疫细胞的研究发现，性激素并不通过改变下生殖道免疫活性细胞的数目和分布而影响生殖道黏膜免疫，而是通过对多聚 IgA 受体 mRNA 表达的调节而部分影响生殖道黏膜免疫。

1. 性激素对阴道黏膜免疫的调节

在阴道，雌激素抑制抗原呈递，并在 24 小时内即达到最大抑制效应。此时尚未有 MHC- II 类分子表达的变化，这说明雌激素的抑制效果不是由 APC 的转移而引起的，也可以说阴道 APC、MHC-Ⅱ分子的表达不是雌激素抑制抗原呈递作用的关键。使用 B7.1 和 B7.2 抗体后,阴道细胞的抗原呈递作用受抑制,说明阴道 APC 抗原呈递作用的介导有这些跨膜协同刺激分子的参与。

2. 性激素对子宫免疫的调节

在人类,绝经前妇女子宫组织内有集合淋巴结,绝经后缺如。绝经后妇女子宫内膜具有高溶细胞活性的 CD3$^+$T 细胞,而在绝经前妇女子宫内膜增生期 CD3$^+$T 细胞有中等溶细胞能力,分泌期则呈低度甚至无溶细胞能力。显示子宫免疫体系及溶细胞活性均受激素调控。

故而,阴道和子宫的黏膜免疫受激素的调控,雌激素对阴道抗原呈递作用的影响是独立的,且与对子宫的影响不同。月经周期中的激素平衡、绝经、口服避孕药的使用、HRT 等均影响黏膜免疫系统对病原的识别和作用。

3. 性激素对乳铁蛋白的影响

乳铁蛋白(Iactoferrin)是一种铁结合糖蛋白,存在于女性生殖道内,可杀死细菌并调节炎症和免疫应答。在雌性大鼠生殖道不同区域乳铁蛋白的表达不同,对雌激素的诱导反应也不同,它在阴道和输卵管峡部上皮持续表达。在子宫上皮,成熟大鼠在动情前期和动情期乳铁蛋白水平升高。因此,激素也可通过对乳铁蛋白表达的调节影响女性生殖道黏膜免疫。

4. 细胞因子对女性生殖道黏膜免疫系统的调控

用 IFN 或 IL-6 处理去势大鼠可使子宫抗原呈递作用增强。对子宫组织的分析显示,IFN-γ 可增加 IgA 从组织到子宫腔内分泌片的转运,使子宫腔分泌片和 IgA 水平升高;而 IIFN-γ 对子宫上皮细胞的形态无显著影响,但可使上皮内淋巴细胞和多形核白细胞显著增多。由此可推测,抗原可能通过细胞因子,尤其是 IFN-γ 刺激子宫局部免疫应答,调节 IgA 从组织到宫腔的转移。对月经周期宫颈黏液免疫球蛋白、细胞因子和血清性激素变化的研究发现,IgA、IgG 呈双峰,分别在雌激素峰值出现的前一天及排卵后出现, IL-10 的峰值与排卵前雌激素峰值一致; IL-1β 峰值出现在雌激素峰的前一天,说明细胞因子和激素在女性生殖道黏膜免疫中起作用。在使用口服避孕药的妇女中, IgA、IgG、IL-1β 水平与孕酮水平的增加相平行,并且宫颈黏液中的 Ig 大多数是 IgA,高于不用药妇女,临床上观察到使用口服避孕药的妇女 STD 发病率低,可能与此相关。

（六）免疫途径对女性生殖道黏膜免疫应答的影响

由于存在共同黏膜免疫系统,在其他黏膜部位的免疫也可在生殖道获得相应的免疫应答。对比经鼻免疫及经阴道免疫,发现经鼻免疫可产生的阴道 IgA、IgG 和血清 IgA、IgG 强于经阴道免疫;而且经阴道免疫不能在唾液中检测出相应抗体。经鼻免疫产生的阴道抗体持续时间至少 1 年,并在长时间后可被免疫诱导剂再次诱发。暴露于肠黏膜的霍乱弧菌蛋白能引起生殖道黏膜的免疫应答。感染霍乱弧菌的妇女血清中无 SIgA 抗霍乱毒素 B 亚单位效应,而在宫颈分泌物中发生明显的效应,说明肠道抗原有能使生殖道产生特异性黏膜免疫的能力。经皮免疫破伤风类毒素可使血清、唾液和阴道内特异性 IgG 明显升高,特异性 IgA 轻度升高。在黏膜组织中出现抗体分泌细胞(antibody-secreting cell, ASC),子宫和阴道组织中较多,小肠和唾液腺中较少。说明经生殖道外的免疫可在生殖道局部产生异性抗体,而不是从血清中漏出。

（七）免疫豁免现象

女性生殖道是一个免疫豁免区,一般不产生明显或强烈的免疫活动,以保护受精、胚胎成熟等整个生殖活动。反之,则会影响生殖功能,如巨噬细胞活性过高会增强对精子的吞噬、破坏;补体一旦活化后,则可对精子产生细胞毒作用;抗精子抗体存在可使精子凝集,阻碍精子穿过宫颈黏液,并干扰精子获能等。而免疫豁免的存在,为生殖功能提供了一种生理性的保护机制。

二、女性生殖道的免疫保护机制

女性生殖道局部免疫系统属于黏膜免疫系统。其特点是生殖道黏膜表面含有大量 SIgA,发挥局部免疫防御作用;此外,含少量 T 淋巴细胞、B 淋巴细胞、巨噬细胞等免疫细胞,维持生理水平的免疫活动,保护女性生殖道免遭病原微生物等抗原的侵袭。

（一）阴道

阴道直接和外界相同,易受病原微生物感染及异物（抗原）侵袭。阴道分泌液及黏膜表面富含 IgG 和 SIgA,主要功能是介导抗病原微生物的免疫。亦可产生抗精子抗体,使精子凝集或制动,影响生育。

（二）子宫颈

子宫颈表面和宫颈黏液中含大量 IgG、IgM 和 IgA（以 SIgA 为主）。排卵期免疫球蛋白的含量下降,有利于精子穿过黏液。

（三）子宫

女性子宫内存在 IgG、IgA 和 IgM,并有补体 C3 存在。子宫内亦可出现抗精子抗体,抑制受精作用。另外,发现子宫内有子宫球蛋白和谷氨酰胺转移酶,可与微球蛋白交联,掩盖精子及胚胎细胞表面的移植抗原,使母体 T 细胞无法识别胚胎,从而保证了胚胎的正常发育。

（四）输卵管

输卵管液中有 IgG、IgA 和少量 IgM。全身免疫及生殖道局部免疫对输卵管中抗体水平影响较少。

三、精子在女性生殖道免遭攻击的机制

精子对女性生殖道局部免疫系统是一强烈的同种异体抗原,但正常情况下,女性生殖道局部的 T、B 淋巴细胞并不对精子抗原识别产生排斥应答,反而保护精卵结合,完成整个受精、胚胎发育等生殖活动。

（一）生理屏障的保护作用

女性阴道属于免疫系统,完整的黏膜阻止精子进入机体、引发强烈的免疫应答,某些病理情况,如阴道黏膜损伤、破坏等,精子进入血液,引发抗精子的免疫应答,产生抗精子抗体,影响精子功能。

（二）免疫豁免的保护作用

女性生殖道亦属于免疫豁免区,正常情况下维持低水平的免疫活动,保护精子不受攻击、排斥。

（三）免疫细胞的保护作用

Th1 细胞介导细胞免疫,可活化 Tc 细胞、NK 细胞、巨噬细胞等,对精子产生细胞毒作用。研究发现,正常情况下,生殖道内 Th1 细胞远远小于 Th2 细胞。Th1 细胞与 Th2 细胞的低比值,保护了精子在正常生殖道的正常功能。

NK 细胞是免疫系统重要的细胞毒效应细胞,能杀伤靶细胞。研究发现,胎盘滋养层细胞表达非经典的 HLA-E

和 HLA-G 分子。NK 细胞的 KIR 可识别、结合 HLA-E 和 HLA-G 分子,抑制其杀伤活性。故认为 NK 细胞在维持母胎界面平衡、正常的生殖活动中亦起重要的作用。

（四）精浆免疫抑制因子的保护作用

男女性结合时,大量免疫抑制因子随精液一同进入女性生殖道,抑制 T、B 淋巴细胞活性,抑制巨噬细胞、NK 细胞及补体的活性,保护精子免遭免疫攻击。

第二节　男性生殖与免疫

一、睾丸与免疫

睾丸与免疫密切相关,睾丸内存在多种免疫细胞,如巨噬细胞和 T 细胞等,同时睾丸局部存在一个复杂的细胞因子网络。睾丸中 Sertoli 细胞在睾丸局部免疫中起着极其重要的作用。

（一）Sertoli 细胞与睾丸局部免疫

1. Sertoli 细胞和血 - 睾屏障

在睾丸毛细血管内皮、生精小管界膜和由支持细胞间的连接复合体形成了一天然屏障,这种复合连接结构称为血 - 睾屏障（blood testis barrier）。血 - 睾屏障的形成、存在,为男性重要的生殖器官睾丸增添了天然的有效的生理屏障,可阻挡各种病原微生物（如病毒、细菌及其他有害因子）进入睾丸,并阻止抗原进入睾丸,防止免疫应答活动的产生,从而有效地保护了人类的生殖功能。

2. Sertoli 细胞和细胞因子

Sertoli 细胞具有分泌功能,能分泌雄激素结合蛋白（androgen binding pro-rein, ABP）、抑制素（inhibin）、生长

因子（growth factor）、生长调节素（s-omatomedin）、转铁蛋白（transferrin）、血浆铜蓝蛋白（ceruloplasmin）、视黄醇结合蛋白（retinol binding protein）、H-Y 抗原、血纤维蛋白溶酶原激活剂（p-lasminogen activator）、睾丸白蛋白（testibumin）、FSH-睾酮应答蛋白（FSH-testosterone responsive protein）及睾酮应答蛋白（testosterone responsive protein）等各类蛋白质因子。

Sertoli 细胞除分泌上述物质和调节、参与睾丸的生殖功能外，还分泌各种细胞因子，在睾丸局部形成一细胞因子网络，调节睾丸的局部免疫功能。

（1）IL-1：是一重要的细胞因子，能激活 T 细胞、B 细胞和 NK 细胞及巨噬细胞等免疫细胞，介导炎症反应；同时，IL-1 是重要的内源性致热源，并有促进伤口愈合等功能。

（2）IL-6：也是一重要的炎症因子，能诱导 T 细胞分化、促进 B 细胞产生抗体，激活 T 细胞、NK 细胞等。

（3）TNF-α：肿瘤坏死因子（tumor necrosis factor），具有多种生物学活性，介导炎症反应，抗肿瘤作用，介导肿瘤细胞坏死等；抗细菌作用，对各种细菌均有一定的抗菌作用；促进伤口愈合等。

（4）TGF-β：转化生长因子-β（transforming growth factor-β，TGF-β），对各类免疫细胞如 T 细胞、B 细胞、NK 细胞、巨噬细胞等具有明显的抑制作用，是免疫系统一负调节因子。

3. Sertoli 细胞和免疫豁免

体内某些重要的关键器官，如眼睛、大脑、生殖器官（子宫、卵巢）等，正常情况下只有少量的免疫细胞，在抗原的存在下，仅产生低水平的免疫活动及较弱的炎症反应，以保护这些关键组织（器官）因免疫活动或炎症反应导致的组织损伤和功能影响。免疫学上将这种特殊的免疫现象称为免疫豁免（immune privilege），将上述特定的器官如眼、大脑、睾丸等称为免疫豁免部位（immune privileged site）。大量研究证实，睾丸的免疫豁免是由 Sertoli 细胞维持的。Sertoli 细胞通过表达一种特殊的表面分子—FasL 来维持睾丸局部的免疫豁免。

免疫豁免现象仅仅是睾丸的生理性保护机制之一，十分重要，但并非绝对。如自身免疫性睾丸炎的发病，可能就是以自身免疫和炎症为主要矛盾，从免疫豁免转向免疫应答。

（二）Leydig 细胞与睾丸局部免疫

在睾丸生精小管间含有一种间质细胞（interstitial cell），又称 Leydig 细胞，这是一种分泌雄激素的内分泌细胞。Leydig 细胞除调节生殖外，还具有免疫调节作用。Leydig 细胞能分泌 IL-1、IL-6 和 TGF-β，调节睾丸局部的免疫功能。同时，Leydig 细胞亦可表达 FasL，这很可能和睾丸局部的免疫豁免有关。这样，Leydig 细胞同 Sertoli 细胞一样，在维持睾丸局部的免疫豁免、调节睾丸局部的免疫功能、保护睾丸的生殖功能中均起了重要作用。

二、生殖管道与免疫

（一）血-附睾屏障和黏膜屏障

附睾上皮细胞间的紧密连接在维持局部适宜的环境起重要作用，能将生殖细胞及精子与机体循环分开，从而形成了所谓的血-附睾屏障。血-附睾屏障同样构成了一天然屏障，可阻止病原微生物（细菌、病毒）或抗原侵袭睾丸，同时可阻止循环中的抗体进入生殖道管腔内，从而避免因免疫应答或炎症反应对局部造成的损伤。

同睾丸一样,附睾亦属黏膜相关淋巴组织(MALT)或黏膜免疫系统。附睾中存在低水平 IgG,含有大量局部抗体——SIgA,能阻止病原微生物、抗原通过黏膜进入睾丸和附睾局部,保护了睾丸、附睾正常的生理功能。

血 - 附睾屏障比较薄弱,很多因素如输精管阻塞、附睾感染、各种创伤,均能导致此屏障破坏而引起局部免疫反应。

(二)免疫细胞

男性生殖道内存在一定数量的免疫细胞,由于男性生殖道绝大部分由黏膜覆盖,故具有黏膜相关淋巴组织(MALT)或黏膜免疫系统的特征。

1. 微褶细胞

生殖道黏膜存在微褶细胞(M 细胞),微褶细胞腔表面缺乏整齐的刷状缘,很少或几无皱褶,代之以短而少的不规则绒毛为特征。其顶端胞质中有许多线粒体和囊泡,溶酶体很少,有较少的碱性磷酸酶和酯酶,顶端膜的膜内粒子少,缺乏厚的糖衣。M 细胞的核位于基底部,基底面基膜常不连续,胞膜的顶部呈穹隆状突起,穹隆内含有一个或多个淋巴细胞。M 细胞与相邻上皮细胞间有紧密连接和镶嵌连接,有时可见较宽的细胞间隙。M 细胞的主要功能是摄取并转运抗原给穹隆内的淋巴细胞,触发免疫应答。

2. 巨噬细胞

正常人生殖道及睾丸间质内含有大量巨噬细胞,其围绕精曲小管并常与间质细胞群相连,巨噬细胞能吞噬抗原(细菌、病毒或病毒感染细胞)并加工、呈递给 T、B 淋巴细胞,诱发免疫应答,巨噬细胞还可分泌 IL-1 和 TNF-α,调控间质细胞产生雄激素,参与生殖功能和调节免疫应答。

3. T 淋巴细胞

健康人睾丸网的上皮、固有膜及围绕睾丸网的结缔组织基质中有少量 T 淋巴细胞。其中，CD8⁺ T 细胞主要局限于睾丸网上皮内，CD4⁺ T 细胞主要存在于围绕睾丸网的结缔组织中。输出小管、附睾丸、输精管、前列腺和精囊腺内亦可见 T 细胞，其亚类细胞也有类似的分布。T 细胞在生殖道担负免疫调节和介导细胞免疫的功能，同时还可分泌 INF-γ。INF-γ 可促进巨噬细胞表达 MHC I 类、II 类分子，增强其抗原呈递功能，促进 T 细胞活化，增强局部免疫功能。

4. B 细胞

有报道男性生殖道和睾丸内亦存在 B 细胞，可分泌 SIgA，加强局部的免疫防御功能。

（三）免疫球蛋白

生殖道管腔中存在的抗体主要是 IgA，且多以二聚体 SIgA（分泌型 IgA）的形式存在。睾丸液和附睾液内 IgG 的水平相当低。

1. IgA

IgA 占血清总免疫球蛋白（Ig）的 10%～15%，是外分泌液中最主要的抗体，在乳汁、唾液、眼泪及消化道、呼吸道和生殖道的分泌液、在黏膜表面大量存在。IgA 以单体（monomer）形式存在，分子量为 160 kDa，但也有二聚体（dimers）、三聚体（trimers）和四聚体（tetramers）。在外分泌液中则主要以二聚体的形式即分泌型 IgA（secretory IgA，SIgA）形式存在（少部分 SIgA 可以四聚体形式存在）。

2. SIgA

SIgA 由两个 IgA 单体：一个 J 链（J chain）和一个

所谓的分泌成分（secreto-ry component, SC）或分泌片（secretory piece, SP）组成。

分泌 SIgA 的浆细胞主要分布于黏膜表面。例如，在小肠，分泌 IgA 的浆细胞数目高达 2.5×10^{10}，每天人类约分泌 $5 \sim 15$ g SIgA 进入黏膜分泌液。

SIgA 在黏膜表面担负重要的效应功能，黏膜是绝大多数病原生物和抗原入侵机体的重要部位，借助于分子的多聚体特性，SIgA 可交联（cross-link）具有多个抗原决定基的大部分抗原。SIgA 与细菌和病毒表面抗原结合后，可阻止其入侵黏膜细胞，从而抑制病毒、细菌的感染。SIgA 和抗原的复合物易被黏膜捕获（entrapped）清除。SIgA 成为防御细菌、病毒入侵的一道重要防线，因而被誉为局部抗体（local antibodies）。SIgA 也可进入乳汁，成为新生儿出生第 1 个月内重要的保护神。

（四）细胞因子

男性生殖道特别是睾丸中的 Sertoli 细胞和 Leydig 细胞可产生各类细胞因子，组成了一复杂的细胞因子网络，除参与生殖活动外，亦在局部起免疫调节作用。

1. IL-1

IL-1 包括 IL-1α 和 IL-1β。IL-1α 来源于 Sertoli 细胞，IL-1β 来源于 Leydig 细胞和巨噬细胞。两者在结构上具有一定同源性，功能基本相似。

睾丸中 IL-1α 在生殖方面的重要功能是通过作用于 Leydig 细胞（表达 IL-1α 受体）抑制甾类激素的合成和促进精子发生。IL-1β 通过作用 Leydig 细胞抑制甾类激素的合成，而在感染或免疫应答中，能调节免疫应答，激活免疫细胞并介导炎症反应。

2. IL-6

IL-6 来源于 Sertoli 细胞及 Leydig 细胞。睾丸中的 IL-6 主要功能是影响精子发生,亦可能在生殖道感染时发挥免疫调节作用。

3. 转化生长因子 α（TGF-α）

TGF-α 来源于 Sertoli 细胞及 Leydig 细胞。通过作用于 Sertoli 细胞和 peritubular 细胞,促进精子发生。

4. TGF-β

TGF-β 来源于 Sertoli 细胞及 Leydig 细胞。通过作用于 Sertoli 细胞和 peritubular 细胞,促进 Sertoli 合成蛋白多糖,抑制甾类激素合成。

5. 肿瘤坏死因子 -α（TNF-α）

TNF-α 通过作用于 Sertoli 细胞及 Leydig 细胞发挥调节作用。

（1）TNF-α 对 Sertoli 细胞功能的影响：TNF-α 能与 Sertoli 细胞表面的 TNF- 受体结合,抑制 LH 刺激的睾酮（T）的合成,同时能促进基础睾丸酮的合成,并抑制 LH 的结合能力；精母细胞通过分泌 TNF-α,介导对 Sertoli 细胞功能的调节；TNF-α 是生精过程的旁分泌调节因子。

（2）TNF-α 对 Leydig 细胞功能的影响：TNF-α 抑制 Leydig 细胞中睾酮的生物合成,并通过作用于下丘脑 - 垂体 - 性腺轴,影响血清 LH 水平,从而间接影响 Leydig 中睾酮的生物合成。

6. γ - 干扰素

γ - 干扰素（interferon-γ , IFN-γ）主要由睾丸中的 T 淋巴细胞、巨噬细胞分泌。IFN-γ 可抑制 Leydig 细胞合成睾酮。

在免疫方面, IFN-γ 可激活巨噬细胞、NK 细胞,促进巨噬细胞吞噬精子,促进巨噬细胞、B 细胞表达 MHC Ⅰ、Ⅱ类分子,增强其加工、呈递抗原的能力;诱导 B 细胞产生抗精子抗体,导致抗精子的自身免疫应答。

三、精浆免疫抑制因子

人的精浆占射出精液体积的 80%～90%,为睾丸、附睾和附性腺(包括精囊腺、前列腺和尿道球腺)的分泌物及渗出物的混合物,精浆中含有各种与受精有关的成分或因子。精浆中还含有免疫抑制因子,抑制生殖道局部的免疫活动,保护精子不受免疫损害;并抑制女性生殖道对精子的敏感性,保护受精的正常进行。

(一)精浆的免疫抑制作用

精浆能直接或间接抑制许多免疫细胞的功能,如 T 细胞、NK 细胞与巨噬细胞,亦可抑制细胞因子、抗体和补体的活性。人精浆对免疫细胞的抑制作用,包括抑制免疫细胞的分化、增殖、杀伤活性及吞噬功能等。

1. 人精浆对免疫细胞的抑制作用

(1)对 T 淋巴细胞的抑制作用

①抑制 T 细胞转化:人精浆能抑制 PHA 诱导的 T 淋巴细胞转化,且与精浆剂量相关。

②对 T 细胞增殖的抑制作用:精浆能明显抑制 T 细胞的增殖。

③对 TH 细胞的影响:精浆可直接抑制 TH 细胞。

④对 Tc 细胞细胞毒活性的抑制作用:人精浆能抑制 Tc 对巨细胞病毒(CMV)感染的靶细胞的杀伤作用。

(2)对 B 淋巴细胞的抑制作用

人精浆对 B 细胞的功能有明显抑制作用。人精浆对 B

细胞受到抗原刺激后分化为浆细胞并产生抗体的过程,亦具有抑制作用。

（3）对 NK 细胞的抑制作用

人精浆在体外可抑制 NK 细胞对靶细胞（$51Cr \sim K562$）的杀伤能力；精浆灌注 Balb/C 小鼠直肠,亦可抑制小鼠的 NK 细胞活性。

（4）对巨噬细胞的抑制作用

体外实验发现,人精浆能抑制小鼠巨噬细胞的吞噬百分率及吞噬指数,且与精浆浓度相关；无论是体外还是体内,人精浆可抑制巨噬细胞表面的 Fc 受体和 C3b 受体的功能,且经人精浆作用后,巨噬细胞表面的伪足大大减少,提示精浆能明显抑制巨噬细胞的吞噬功能。

2. 对补体系统的抑制作用

人精浆能抑制人血清总补体活性,亦能抑制人血清中补体的溶血活性,且呈明显剂量关系。此外,人精浆可抑制补体旁路途径的激活及 B 因子的裂解。

3. 对细胞因子的抑制作用

（1）对 IL-2 的影响

IL-2 为一重要细胞因子,主要由 T 细胞产生,是 T 细胞活化、生长必需的细胞因子,在活化 T 细胞、促进 T 细胞功能方面起关键作用。

体外实验发现,人精浆能明显抑制 IL-2 的分泌,即抑制人 T 细胞产生 IL-2。

（2）对 IFN-γ 的抑制作用

人精浆能明显抑制小鼠 T 细胞分泌 IFN-γ 的能力,且明显抑制 IFN-γ 的活性,间接抑制了 IFN-γ 的免疫调节及诱导免疫应答的能力。

（3）对 TNF-α 的抑制作用

人精浆能明显抑制 TNF-α 介导的细胞毒活性。

4. 对 MHC I 类分子表达的抑制作用

人精浆能抑制 MHC I 类分子在巨噬细胞的表达,即人精浆能间接抑制巨噬细胞抗原呈递功能,从而抑制了免疫应答的启动。人精浆亦能抑制小鼠 T 细胞分泌 IFN-γ 及 IFN-γ 的活性,而 IFN-γ 是诱导 MHC 分子表达的促进因子,精浆抑制 MHC I 类分子的表达很可能与 IFN-γ 有关。

（二）精浆免疫抑制因子特性

精浆中的免疫抑制因子种类繁多,主要来自前列腺、精囊腺等附属性腺。现认为精浆中的免疫抑制物质包括锌复合物、多肽、某些蛋白质和一些蛋白酶和蛋白酶抑制剂等。

1. 锌复合物

高浓度锌和肽、蛋白质的结合物,可以抑制丝裂原诱导的淋巴细胞转化,巨噬细胞黏附、移动和吞噬活性、多型核白细胞活动等。

2. 多胺（精胺、精脒）

低浓度的精胺或精脒以及它们的反应物,能抑制由 PHA、ConA、PWM 等多种丝裂原诱导的淋巴细胞转化及淋巴细胞增殖,并可抑制致敏 Tc 对靶细胞的杀伤活性。

3. 妊娠相关蛋白 A

精浆中存在一种在生物化学、免疫学及免疫抑制特性上和妊娠相关蛋白 A 类似的蛋白质,其分子量为 720 kDa,该物质能明显抑制丝裂原诱导的淋巴细胞转化。

4. 转谷氨酰胺酶和子宫球蛋白

转谷氨酰胺酶和子宫球蛋白均来自前列腺。动物模型证实,两者参与了对精子抗原的抑制作用,且高浓度转谷氨酰胺酶与机体免疫缺陷有关。

5. 94 kDa 的 Fc 受体结合蛋白

精浆中含有分子量为 94 kDa 的 Fc 受体结合蛋白,可能来自前列腺。该蛋白能影响抗体介导的杀伤作用和巨噬细胞的吞噬活性。94 kDa 的 Fc 受体结合蛋白能特异结合到抗体的 Fc 段而抑制抗体的活性。另外, 94 kDa 的 Fc 受体结合蛋白可抑制抗体与精子结合,因而很可能是调节女性生殖道免疫应答、保护精子免遭破坏的保护性因子。

6. 传递蛋白

传递蛋白可抑制补体活性,当精子离开附睾尾部时,传递蛋白能黏附到精子表面,降低或遮盖精子的抗原性。

7. PGE2

精浆中含有高浓度的前列腺素(prostaglandin, PG)。PGE2 为一免疫抑制剂。精浆中含大量 PGE2,能抑制丝裂原诱导的淋巴细胞转化,并对细胞免疫和体液免疫均有抑制作用。

8. 前列腺小体

前列腺小体(prostasome)为细胞器大小的颗粒,直径 200 nm,来源于前列腺。前列腺小体能抑制巨噬细胞的摄取、吞噬功能。

9. 酸性磷酸酶

精浆 ACP 可抑制巨噬细胞、NK 细胞活性,抑制淋巴细胞转化,抑制补体活性,抑制 MHC Ⅱ 类分子的表达;抑制巨噬细胞分泌 TNF-α;抑制 T 细胞产生 IL-2、IFN-γ;抑制 B 细胞产生特异性抗体等。精浆 ACP 具有强烈而广泛的免疫抑制效应,很可能是精浆免疫抑制因子的主要成分之一。

总之,精浆中存在多种具有免疫抑制作用的因子,其分子量大小不一,理化性质各异,成分复杂,具有广谱的免疫抑制作用。

（三）精浆免疫抑制因子的作用机制

精浆中的免疫抑制因子的抑制作用是多方面的,其机制也极其复杂,至今未能阐明。

1. 遮蔽精子表面的抗原

精浆免疫抑制因子通过结合或黏附在精子表面,遮蔽精子表面的抗原决定簇,以降低或影响精子抗原性,抑制生殖道局部对精子的免疫应答,保护受精卵免受母体排斥。

2. 改变精子抗原性

精浆成分及精浆免疫抑制因子可改变精子的抗原性,如可能通过某些蛋白酶的作用,或直接作用于精子,引起精子表面抗原发生构象变化,从而改变精子的抗原性,影响了免疫活性细胞对精子（表面抗原）的识别。如精浆中的谷酰胺转移酶可与精子表面 β_2 微球蛋白（β_2m）或 β_2m 类似物相互作用,谷酰胺转移酶可催化精浆内的多胺,如精胺或其衍生物间的交联。

3. 直接抑制免疫系统

精浆免疫抑制因子可直接抑制免疫细胞、免疫分子（如抗体和补体）的生物功能,抑制其对自身抗原或同种异体抗原的识别和处理能力。影响上述细胞的分化、增殖。

（1）抑制巨噬细胞对抗原的加工、呈递:精浆免疫抑制因子可抑制巨噬细胞的吞噬活性,从而抑制巨噬细胞对抗原的加工、呈递能力,无法有效启动免疫系统对抗原的免疫应答。同时,精浆免疫抑制因子亦抑制了巨噬细胞对抗原的吞噬、清除。

（2）抑制抗原呈递分子—MHC 分子的表达:精浆免疫

抑制因子可抑制巨噬细胞表达 MHC I 类分子,从而抑制了其加工、呈递能力。

（3）干扰 T 淋巴细胞对抗原的识别: 精浆免疫抑制因子可以遮蔽 T 细胞抗原受体(TCR)或丝裂原受体,影响 T 细胞对抗原的识别、活化;抑制 T 细胞对丝裂原的增殖反应。

（4）抑制免疫细胞的杀伤活性: 精浆免疫抑制因子可抑制 Tc 和 NK 细胞的杀伤活性,可能和其干扰 Tc 对抗原的识别、影响 NK 细胞的活性有关。

（5）抑制抗体的产生及抗体的活性: 精浆免疫抑制因子可抑制 B 细胞产生抗体,干扰 B 细胞对抗原的识别,进而抑制了抗体的产生。同时,精浆免疫抑制因子可黏附或结合到抗体分子表面与抗体的 Fc 段结合,改变或影响抗体构象,抑制抗体的生物活性。

（6）抑制补体的活性: 精浆免疫抑制因子可抑制补体的活性—溶解靶细胞的能力,并发现精浆免疫抑制因子可降解补体成分。如 C1 和 C3。

（7）抑制细胞因子的产生: 精浆免疫抑制因子可抑制细胞因子的产生,如 IL-1、IL-2、TNF-α 和 IFN-γ 等。同时精浆免疫抑制因子可抑制细胞因子受体的表达,进一步抑制了细胞因子活性的发挥。

（四）精浆免疫抑制因子的生理和病理

精浆在人类的生殖活动中有重要的生理意义,主要是参与受精过程。例如,精浆作为一种运送精子的介质;精浆中的一些重要成分如酶、果糖、脂类、蛋白质、有机物及无机离子等有助于精子穿越宫颈黏液,参与精子获能;为精子运动提供营养物质,参与精液的凝固、液化等。但人们对精浆在生殖运动中的重要性的了解远远不够,精浆免疫抑制因子在人类生殖活动中起到了重要的生理性的保护作用,保证了人类生殖活动的正常进行。精浆的重要功能很可能是人类生殖活动的基础。

1. 精浆免疫抑制因子的生理意义

精子作为一种自身抗原(隐蔽抗原),正常情况下与自身免疫系统处于隔绝状态,置于多重免疫和生理因素的保护下,其中精浆免疫抑制因子(包括精浆本身)起了重要作用。精浆免疫抑制因子通过结合或黏附到精子表面,削弱遮蔽或修饰精子的抗原性,阻止免疫系统对精子产生免疫应答,从而防止精子在男性生殖道遭到免疫识别、攻击。同时,由于精浆免疫抑制因子的作用,抑制了生殖道局部的免疫系统——免疫细胞、抗体、补体和细胞因子的活性,进一步保护了精子在男性生殖道的存活,完成生殖功能。

在男女结合过程中,伴随着受精,精浆免疫抑制因子大量进入女性生殖道,通过此生理性的抑制作用,进一步保护精子在女性生殖道内的正常存活、运行、受精以及受精卵和胚胎在体内的正常发育。

若男性精浆中缺乏免疫抑制因子或量和活性异常(降低),致使男性生殖道局部的免疫功能异常——病理性亢进(相对正常情况下的生理性的低应答状态而言),导致免疫系统对精子产生免疫应答,生成抗精子抗体以致有可能引起免疫不育。同样,女性亦可对精子(对女性而言,精子是一同种异体抗原)产生过敏反应,也会产生抗精子抗体。临床上某些原因不明的不育患者,其精浆中免疫抑制因子的质或量的缺陷,可能是导致某些免疫不育的真正原因。

另一方面,如人为降低或干扰精浆免疫抑制因子的生理性保护作用,有可能找到一条新的避孕途径。

2. 精浆免疫抑制作用的病理意义

由于精浆免疫抑制因子对生殖道局部的免疫系统（免疫细胞、抗体、补体和细胞因子等）具有广谱而明显的抑制作用，因而在发挥生理性的保护作用的同时，也抑制了男性生殖道局部的免疫功能，使之抗病能力有所下降，易于遭受生殖道病原微生物如淋球菌、梅毒螺旋体的侵袭，可促进性病的传播。同样，一些与性传播疾病有关的病毒，如 HIV、疱疹病毒及巨细胞病毒均能长期存在于男性生殖道内，成为潜在的危险。近年来，引起人们尤为注意的是精浆中的免疫抑制因子可能与 AIDS 的发病有关。研究发现，HIV 可以存在于人附睾的 $CD4^+$ TH 细胞中而逃避免疫攻击，存在于精液或血液中的 HIV 感染人体以后是否致病，还受精浆免疫抑制因子的影响。AIDS 的易感性与机体免疫状况密切相关，当机体免疫功能正常时，可抑制 HIV 的增殖与复制；反之，机体易遭受 HIV 的侵袭。精浆免疫抑制因子所导致的免疫抑制状态有利于 HIV 的感染、激发潜伏的 HIV 的侵袭。正常情况下精浆成分（包括精浆免疫抑制因子）不易于透过女性泌尿生殖道的管壁而被吸收。但是如果女性泌尿生殖道以外的部分与精浆过多接触可引起全身性的反应，特别是该处已有外伤，精浆（包括免疫抑制因子）就很容易进入血循环。同性恋者由于肛交而损伤直肠黏膜，HIV 与精浆免疫抑制因子同时经受损的直肠黏膜进入机体，可加速 AIDS 的发病和发展。

精浆免疫抑制因子亦和生殖道肿瘤的发生有关。由于女性生殖道多次接触精浆（包括精浆免疫抑制因子），导致局部免疫功能受抑，抗肿瘤能力下降，故易患子宫颈癌，而男性则易患前列腺癌。

第三节 母-胎免疫调节

妊娠相当于一次成功的同种异体移植。胎儿所携带的父系 HLA 抗原刺激母体免疫系统,产生各种免疫细胞参与的排斥反应,但实际上母体却对胎儿形成免疫耐受。这种免疫调节作用不仅发生于母体全身免疫系统,而且也发生在妊娠子宫局部,这种局部免疫因素的调节更直接地影响着母-胎之间的相互作用。

一、MHC 的免疫调节作用

在母-胎界面免疫微环境中,有多种细胞和分子参与这种免疫调节作用,其中母-胎界面主要组织相容性复合体(major histocompatibility complex, MHC)的表达被认为起主要作用,其在母-胎免疫耐受及维持正常妊娠中起重要作用。MHC 是脊椎动物中发现的编码免疫球蛋白样受体的高度多态性基因群,其表达产物分布于各种细胞表面,称为 MHC 分子,根据结构和功能的不同将 MHC 分子分为 I 型和 II 型两种类型。

(一)MHC-I 类分子的表达和调控

1. 经典 MHC-I 类抗原

研究认为在不同滋养层细胞亚型中,MHC-I 类分子的 mRNA 及蛋白抗原含量有所不同;而对于某一特定的滋养层细胞,MHC-I 类分子的 mRNA 及蛋白抗原含量随妊娠时期的变化而改变。在人类妊娠前 3 个月,滋养层细胞中经典 HLA-I 类抗原表达高于足月滋养层细胞。利用免疫组织化学方法、原位杂交方法、RNA 印迹分析以及 RT-PCR 技术发现:在足月合体滋养层细胞中,经典 HLA-I 类抗原表达极其微弱。妊娠前 3 个月绒毛滋养层细胞中检测到 HLA-C 的转录,足月绒毛滋养层细胞 HLA-C 转录子被 HLA-A、B 转录子代替。此外,在绒毛滋养层细胞中经典 HLA-I 类抗原 β 链未折叠成三级结构,而是以展开状态存在于内质网中,分析原因有可能是翻译后的修饰缺陷,干扰素 - γ(IFN- γ)处理后,HLA-I 类抗原 β 链脱离内质网,以成熟形式出现于细胞表面。在羊膜上皮细胞中能检测到所有经典 HLA-I 类抗原存在,绒毛外滋养层细胞则检测不到经典 HLA-I 抗原。

2. 非经典 MHC-I 类抗原

人类绒毛膜外滋养层细胞表达非经典 MHC-I 分子 HLA-G 和 HLA-E,它们是存在于母 - 胎界面的主要 HLA-I 类蛋白,在维持母体对同种半异体胎儿的免疫耐受中起重要的作用。

(1)HLA-G

HLA-G 基因定位于人第 6 号染色体短臂的 MHC 远端,表达分子量为($37 \sim 39$)$\times 10^3$ 的产物(略低于经典的 HLA—A、B、C 抗原),是由 Geraghty 等于 1987 年克隆出来的。直到 1990 年 Ellis 等发现,HLA-G 高度表达在绒毛外细胞滋养层上。

① HLA-G 的表达及调控:HLA-G 表达在转录水平受到严格控制,滋养细胞及绒毛膜癌细胞系 HLA-G 呈现高水平转录,而在外周单个核细胞及神经胶质细胞则为低水平转录。HLA-G 的表达及调控机制目前尚不清楚。McMaster 等通过对滋养层 HLA-G 蛋白产物的体内和体外研究发现,早期妊娠滋养层干细胞可上调 HLA-G 蛋白产物,而来自足月胎盘的滋养细胞其侵蚀能力和上调 HLA-G 蛋白产物的能

力均下降。此外,早、中期妊娠胎盘中的细胞滋养层 HLA-GmRNA 为高水平,而足月胎盘少见,表明 HLA-G 蛋白产物在滋养细胞的侵入分化过程中起重要的作用。HLA-G 分子的完整表达,还受到编码蛋白 $β_2$ 微球蛋白的基因和分子胞质内抗原加工运输蛋白(TAP)基因的调控,如果这些基因发生突变,影响了 HLA-G 分子的正常表达,可引起 NK 细胞的免疫攻击。另外,细胞因子也影响 HLA-G 的表达。IL-10可激活人妊娠早期滋养层培养的 HLA-G 转录,对 HLA 表达呈双相作用,即升调 HLA-G 表达,降调人单核细胞表面的经典 HLA-I、II 类分子表达。IFN-γ 能增强单核细胞 HLA-G表达,与 IL-2 和颗粒细胞巨噬细胞集落刺激因子(GM-CSF)一起协调作用,上调组织淋巴细胞系 U973 细胞表面的HLA-G 表达。

②母 - 胎界面 HLA-G 的免疫调节机制:早期妊娠蜕膜中出现大量的 NK 细胞(即 $CD56^+$ 大颗粒淋巴细胞 LGL),占白细胞的 70%,这是早孕的特有现象。NK 细胞通过释放穿孔素、颗粒酶和细胞溶解分子等介质非特异性杀伤缺乏和低水平表达 HLA-I 类抗原的靶细胞,但 NK 细胞在滋养细胞浸润蜕膜及胎盘形成过程中又发挥着重要作用。HLA-G 在母 - 胎界面中的作用可归纳为:

● HLA-G 高度表达在与母体蜕膜接触的滋养层细胞上,使滋养层细胞能向子宫蜕膜内浸润,完成胎盘形成和螺旋动脉重铸的过程。

● HLA-G 可以直接或间接抑制 NK 细胞的杀伤作用,从而降调母体的免疫反应。

● HLA-G 与 Tc 结合,抑制 Tc 的杀伤作用。

● 调节蜕膜和外周单核细胞的细胞因子释放,使

TNF-α 和 IFN-γ 降低,IL-4升高,促使 Th1/Th2 细胞因子的平衡并向 Th2 偏移,有利于妊娠的进行。

总之,HLA-G 表达可提供一种免疫保护及调节作用,使母-胎界面保持一种特赦区、免疫耐受区,有利于滋养细胞生长和发育、胎盘的形成和发育。但 HLA-G 与胚胎的生长、发育无直接关系。

③ HLA-G 与妊娠:Fuzzi 等通过检测 285 份 IVF 早期胚胎期培养液中的可溶性 HLA-G(sHLA-G),发现胚胎植入成功仅见于培养液中有 sHLA-G 表达者,提示 HLA-G 在早期胚胎的表达是获得妊娠成功的基本和必要条件。在妊娠早期,HLA-G 除了高度分布在绒毛外细胞滋养层外,还可少量分布于胎盘绒毛血管内皮细胞、某些绒毛细胞滋养干细胞、羊膜上皮、胸腺上皮细胞等。早孕时滋养层上的 HLA-G 表达明显多于足月胎盘的滋养层,且细胞内的表达较细胞表面的表达更为丰富。在绒毛外滋养层的 HLA-G 基因可以编码至少 5 种蛋白,不同的蛋白可以同时在胎盘环境中保持不同的功能。与膜结合又具有可溶性成分的 HLA-G1,具表达各种多肽和引起母体免疫反应的潜能(类似 Ia 分子),在早期胎盘中占主要地位。而较小的片段 HLA-G2 和 HLA-G3(在足月胎盘中含量丰富)在母-胎界面上可能起免疫中性分子的作用,在诱导母体耐受方面起作用。

④ HLA-G 与妊娠疾病:由于 HLA-G 蛋白的低多态性,HLA-G 可作为一种广泛认可的通行证使母体免疫系统认可,而易于接纳表达 HLA-G 的滋养细胞,保护浸润的滋养细胞免受母体免疫细胞攻击。如果 HLA-G 表达下降,尤其是早孕时,使滋养细胞侵蚀分化过程受阻,滋养细胞不易浸润子宫蜕膜及重铸螺旋动脉,绒毛着床过浅,血管发育欠佳,不

能有效供应胎盘营养,使胎盘生长、发育受限,可导致子痫前期、流产等。如果 HLA-G 表达过高,滋养细胞侵蚀力过强,甚至有发生滋养细胞肿瘤的可能。免疫组化分析研究证实:葡萄胎滋养细胞中的 HLA-G 呈高表达,而流产患者滋养细胞的 HLA-G 表达缺失。Goldman-Wohl 等应用 RNA 原位杂交法证实,9 / 10 的子痫前期患者中,胎盘绒毛外滋养细胞 H1A-G 表达缺失或下降;Athanassakis 等也发现,反复自然流产(RSA)患者血清中,sHLA-G 水平较同期正常妊娠下降 42%,而可溶性人类白细胞 DR 抗原(sHLA-DR)则上升 63 %,提示排斥反应增强。因此,母血中 sHLA-G 也可作为成功妊娠的检测指标。总之,母 - 胎免疫耐受是一个复杂的过程,是受母体激素 - 免疫细胞 - 细胞因子 - 黏附分子网络的调节来实现的,其中包括整体和局部的调节。HLA-G 在母胎免疫耐受中不仅在局部免疫调节中起重要作用,sHLA-G 到达外周血也具全身免疫调节作用,但仍有许多作用不清楚。进一步研究 HLA-G 在正常和异常妊娠中的表达和等位基因的变异,有利于了解 HLA-G 基因在母 - 胎免疫中的作用以及与妊娠疾病的关系。

（2）HLA-E

HLA-E 是另一类非经典的 MHC-I 类分子,在许多组织中高度转录,用 RT-PCR 检测发现妊娠早期的胎盘、蜕膜组织中都有 HLA-E 的表达。HLA-E 可结合来源于其他 I 类分子信号序列的前导肽片段而上调自身的表面表达,绒毛膜外滋养层表达 HLA-G 和 HLA-C,它们含有可结合于 HLA-E 的前导肽,从而诱导 HLA-E 在绒毛膜外滋养层表面表达,HLA-G 的前导肽诱导 HLA-E 表达的能力最强,这也是 HLA-G 对妊娠免疫耐受的重要作用之一,而 HLA-E 也充当了 MHC-I 类分子在保护靶细胞免受 NK 细胞杀伤作用时的前哨分子。HLA-E 可识别 NK 细胞上的凝集素样受体 CD94/NKG2，这种识别作用受结合于 HLA-E 上的前导肽及 HLA-E 在细胞表面表达水平的影响，CD94/NKG2A 异源二聚体因 NKG2A 分子胞质内含 ITIM 基序，可招募 SHP-1，从而传递抑制性信号。相反，CD94/NKG2C 则由于 NKG2C 与含 ITAM 基序的接头蛋白 KARAP/DAPl2 相连而传递活化性信号，但由于两种受体的表达密度不同，在母 - 胎界面上 HLA-E 与 CD94/NKG2 相互作用的总体效应表现为抑制效应，这与几乎所有蜕膜 CD56^{bright}NK 细胞都高水平表达 CD94/NKG2A 受体相一致。HLA-E 与 CD94/NKG2 相互作用也可能导致其他效应，如 NK 细胞表型的变化和细胞因子产生的调节，这些作用对滋养层的发育都有重要的影响。

（二）MHC–Ⅱ类分子的表达和调控

1. 经典的 MHC-Ⅱ分子

在正常妊娠过程中，血液绒毛胎盘中经典的 MHC-Ⅱ抗原表达受抑制，而这类抗原表达的增强与流产直接相关。有报道显示，正常妊娠时，经典的 MHC-Ⅱ类抗原有选择性地表达于合体滋养细胞，并且其表达具有时序性。妊娠早期，合体滋养细胞不表达经典的 MHC-Ⅱ类抗原；妊娠中期，在少部分合体滋养细胞中能检测到这类抗原的表达；分娩前期，胎盘中大部分滋养细胞均表达经典的 MHC-Ⅱ类抗原。

2. 非经典的 MHC-Ⅱ分子

人类非经典的 MHC-Ⅱ分子主要包括 HLA-DM 和 HLA-DO。已有报道，检测大鼠母 - 胎界面 RTl-DM（与人类 HLA-DM 是同源物）的表达。大鼠正常妊娠过程中，RTl-DM 在母 - 胎界面都有表达。妊娠早期，RTl-DM 主要定位于子宫腔上皮和腺上皮；妊娠中晚期，RTl-DM 主要定位于血管壁和迷宫层。在胎盘中，妊娠早期 RTl-DM 表达量最高，然后随妊娠的进行表达量逐渐降低。子宫中 RTl-DM mRNA 水平在植入前期为最高，然后在植入期和植入后期逐渐降低，到妊娠中期又有所增加，而在妊娠晚期表达又逐渐降低。

3. MHC-Ⅱ类抗原表达的调控机制

在妊娠维持期间，滋养层细胞中 MHC-Ⅱ类抗原表达受到抑制。关于滋养层细胞中 MHC-Ⅱ类抗原表达的调控机制，研究表明 MHC-Ⅱ类基因的调节主要在转录水平，DNA 甲基化是基因表达调控的一种重要方式，5-氮胞苷是常见的一种 DNA 甲基化抑制剂，它通过抑制 DNA 甲基化酶，从而导致 DNA 去甲基化。1998 年，Murphy 等用 RT-PCR 法发现：滋养层细胞中 MHC-Ⅱ类基因的转录与 CⅡTA（class Ⅱ MHC gene transactivator）的转录密切相关。MHC-Ⅱ类基因转录，必有 CⅡTA 转录子存在；若 CⅡTA 转录、表达受阻，则 MHC-Ⅱ类基因不转录。将带有 CⅡTA 外源基因的质粒转染至滋养层细胞，会导致滋养层细胞中 MHC-Ⅱ类基因部分转录。哺乳动物滋养层细胞 CⅡTA 不表达也不能被 IFN-γ 诱导表达，说明 CⅡTA 在滋养层细胞的缺失是 MHC-Ⅱ类基因不表达的原因之一。

二、胚胎着床的免疫调节

胚胎着床是指胚泡在子宫内膜的迁移、定位、黏附、入侵以及子宫内膜蜕膜化反应等过程。伴随着胚胎着床的启动，子宫内膜随之发生一系列复杂而精细的分子和形态方面的生理变化。

（一）子宫内膜－蜕膜的免疫调节

1. 免疫细胞与胚胎着床

子宫内膜淋巴细胞占间质细胞总数的 10%～15%，它包括 T 细胞、NK 细胞，但缺乏 B 细胞。子宫内膜淋巴细胞的比例和数目随月经周期的变化而有所改变，而且，这些免疫细胞在妊娠期也发生了明显的变化，该变化对于孕卵成功着床十分重要。

（1）T 细胞

在哺乳动物着床时期，母体的 T 细胞能迁移进入子宫，并且通过表达细胞因子诱导胚胎与母体的免疫应答。在哺乳动物正常妊娠过程中，子宫内膜中有几种主要的 T 细胞，其中包括 CD4$^+$（CD, cluster of differentiation, 细胞分化簇。CD4 代表细胞分化抗原 4, CD4$^+$ 是 CD4 阳性 T 细胞，即辅助性 T 细胞）、CD8$^+$（抑制／杀伤 T 细胞）两种。根据 CD4$^+$ 细胞产生的细胞因子不同，可分为 Th1 和 Th2 细胞。在围着床期，子宫内膜局部分泌一些化学因子能使 T 细胞（主要是 Th2 细胞）迁移进入子宫，使胚胎成功着床。

（2）NK 细胞

正常子宫内膜 NK（uNK）细胞数目较少，在围着床期迅速增加，从增生晚期到分泌晚期 NK 细胞的比例由 26.4% 上升到 83.2%，故被认为与胚胎着床有重要关系。子宫内膜 NK 细胞可分为两种亚群：CD56$^+$CD16$^+$，对胚胎有免疫保护作用；CD56$^+$CD16$^-$，具有免疫杀伤作用，妊娠 3 个月时 NK 细胞消失。

① NK 细胞的作用：a. 促进胚胎黏附、植入及胎盘发育；b. 调控滋养细胞的入侵；c. 胎盘血管重建；d. 免疫识别和保护。

②NK细胞的调节：NK细胞受到多种因素的调节，子宫内膜NK细胞表达雌激素受体和孕激素受体，雌激素和孕激素可能影响其周期性变化，孕酮能促进NK细胞原位增生。滋养层细胞分泌催乳素样蛋白A（PLP-A），该蛋白与NK细胞结合，能抑制NK细胞分泌INF-γ，从而促进胚胎发育及侵入。子宫间质细胞能分泌巨噬细胞炎症蛋白-1β（MIP-1β），该蛋白在胚胎着床期分泌达高峰，为NK细胞潜在性化学趋化因子，该趋化因子参与从外周血中吸引NK细胞，与着床期NK细胞在子宫内膜的大量聚集有密切相关性，孕酮能促进MIP-1β的分泌。

（3）CD56[+]大颗粒淋巴细胞（large granular lymphocytes，LGL）

生殖过程中由于免疫细胞的迁移导致LGL的大量出现，这些发生迁移的免疫细胞能增殖并且分泌细胞因子。着床和妊娠早期，LGL已经成为子宫内膜淋巴细胞的主要成员，约占90%，这些LGL主要存在于蜕膜化的子宫中，可能在着床和维持妊娠时起重要作用。LGL分布在子宫内膜的基质部分，而在子宫发生蜕膜化以后，主要存在于初级蜕膜区，并且有聚集在子宫内膜腺体和螺旋动脉周围的趋势。在着床位点周围，细胞分布在胚胎间质滋养层侵入的区域，并且主要存在于蜕膜的基底层，可能与胚胎的滋养层侵入有密切关系。正常妊娠的着床位点及其周围的蜕膜组织中有大量的LGL，而输卵管妊娠的着床位点及其周围几乎没有LGL；自发性流产的子宫内膜中LGL的数量明显低于正常妊娠，这表明LGL在哺乳动物着床和维持妊娠过程中起重要作用。

（4）肥大细胞（mast cell）

子宫内膜中肥大细胞的数量是可以衡量子宫局部细胞

免疫水平的指标,有研究者认为用肥大细胞衡量子宫局部细胞免疫水平较外周血 T 细胞数量指标更精确,可直接反映子宫局部细胞免疫水平的变化。肥大细胞作为一种免疫细胞可直接或间接参与免疫应答。由于肥大细胞在雌性生殖系统中广泛存在,可能参与着床、妊娠、分娩等过程。

（5）NKT 细胞

子宫内膜除了上述 T 细胞和 NK 细胞外,还有一种特殊的细胞群：NKT 细胞,该细胞全称为 NK1.1 α β T 细胞,为 $CD3^+CD4^-D8^-$ 细胞,围着床期 NKT 细胞数目增加 40 倍。NKT 细胞来源并不清楚,鉴于 NKT 细胞缺少 CD4 分子表达及有特殊的 V β 表型,人们倾向于 NKT 细胞可能由子宫内膜原位发展而来。NKT 细胞的功能一直是个有争议的问题,最初认为 NKT 细胞通过其所含有的 V α 14-J α 281TCR 识别 CDl 分子,并在此基础上分泌大量 IL-4、CSF,诱导 Th2 细胞产生有利于胎儿的免疫微环境。

2. 免疫分子与胚胎着床

（1）细胞因子

细胞因子是一类能调节免疫反应强度和时相的低分子量糖蛋白。参与调节胚胎着床的细胞因子包括白细胞介素（IL）、干扰素（IFN）、转化生长因子（TGF）、白血病抑制因子（LIF）、肿瘤坏死因子 - α（TNF- α）、细胞集落刺激因子 -1（CSF-1）、粒巨细胞集落刺激因子（GM-CSF）、表皮生长因子（EGF）、成纤维细胞生长因子（FGF）、早孕因子（EPF）等。不同细胞因子之间相互协同、相互影响构成细胞因子网络,参与免疫调节；同时通过旁分泌、自分泌和内分泌因子调控一系列细胞功能。在生殖生理过程中,细胞因子可调节胚胎发育、影响子宫内膜的接受性和滋养层的黏附性。

许多细胞因参与了胚胎着床过程中的免疫调节,其中对 IL、LIF、TNF、IFN、CSF-1 的作用研究较多。在着床期 IL-2、TNF、IFN 处于低水平,说明抑制细胞免疫反应的细胞因子占主导;如果这一平衡受到破坏,将导致不孕或其他病理妊娠。当机体受微生物感染后,会产生大量细胞因子,如 IL-1、IL-2、IL-6、IL-8、IL-10、TNF-α、CSF 等细胞因子水平超出正常值,在孕早期可导致流产、死胎,孕中期可导致胎儿宫内发育迟缓、早产或胎膜早破。有研究表明,子宫内膜异位症患者腹水中 IL-2、IL-6、IL-8、TGF 等明显升高,其浓度与异位分级成正相关,由此可引起反复流产或不孕。部分细胞因子受激素调控,如 IGF、CSF-1、LIF、TNF 和 EGF 等。同时,细胞因子又可影响激素水平,如 IL-1 和 TNF-a 可以协同 HCG 的调节作用, TGF-β 可抑制 HCG 的调节作用等。

（2）黏附分子与胚胎着床

细胞黏附分子（cell adhesion molecules, CAMs）是指由细胞合成,能促进细胞黏附的一大类分子的总称。主要包括免疫球蛋白超家族、整合素家族、细胞外基质（整合素配体）、钙调素家族、选择素家族和近年来新发现的几种细胞黏附分子,如 trophinin、tastin、bystin。女性子宫内膜和胚泡均有多种细胞黏附分子的表达,有的呈周期性变化,并与子宫内膜"着床窗"开放同步,与子宫内膜发育到"接受性"状态及胚泡的滋养层细胞发育到"浸润性"状态密切相关,胚胎着床过程伴随着母 - 胎界面黏附分子的相互作用。

（二）胚胎 - 滋养细胞的免疫调节

从受精后开始,受精卵内的基因依一定的程序活化,使早期胚胎组织表达多种不同的细胞因子受体,并释放多种不同的细胞因子和其他活性分子,这种特性随胚胎发育而逐渐增强。在随后的妊娠中,胚胎及其滋养层细胞还要表达一系列的同种异体抗原。胚胎的滋养层细胞直接与母体免疫细胞接触,滋养层细胞的抗原性直接影响母体对胚胎的免疫反应。滋养细胞可分为侵袭性滋养细胞与非侵袭性滋养细胞。侵袭性滋养细胞表达免疫球蛋白可结晶片段(Fc)受体和 C3b 受体,可以吞噬并水解细胞碎片、凋亡细胞和微生物,具吞噬细胞活性。胎盘细胞并非完全缺乏细胞表面标志,已知绒毛外细胞滋养细胞就选择性地表达两种独特的细胞标记物 HLA-G 和 HLA-E,此两者为非经典 MHC-I 抗原。由于 HLA-G 的高度同型特征,母体 NK 细胞不能识别表达此抗原的滋养细胞,故对胎儿、胎盘不具杀伤力,因此在正常状态下,细胞滋养细胞可抵制 NK 细胞的破坏作用。胚胎/滋养细胞可以产生多种妊娠相关蛋白,在局部抑制母体免疫系统,如 HCG、人胎盘生乳素(human prolactin)、AFP 和 β1-糖蛋白等,这些物质局部抑制母-胎免疫。此外,FasL 是一种表达于滋养细胞膜及其他免疫特许部位细胞膜上的肽。研究发现,滋养细胞上特异的 FasL 与活性淋巴细胞的 Fas 受体结合后可诱导淋巴细胞的凋亡,因此可抑制母-胎免疫排斥,保护胎儿。

(三)母-胎分子对话

着床是子宫内膜和胚胎之间相互作用的结果,两者的相互作用主要是通过分子反应实现的,这种分子间的作用被形象地称为分子对话。胚胎和子宫内膜表面都表达不同分子,这些分子间通过相互识别和作用,启动一系列的信号传导过程,调节胚胎的黏附、植入和局部免疫。

1. 母-胎识别

胚胎和子宫内膜开始接触时,就建立了分子对话,这期间的主要调节分子是糖蛋白复合物,子宫内膜表面存在丰富的糖蛋白复合物,可与胚胎上的相应配体结合,其关系如"锁"和"钥匙",两者的结合介导母–胎的相互识别和胚胎在子宫内膜的定位。

2. 黏附

胚胎在子宫内膜定位后,进一步发展为黏附。子宫内膜和胚胎滋养细胞表达大量的细胞黏附分子及其配体,这些黏附分子和相应配体的分子对话介导细胞与细胞、细胞与细胞外基质间的黏附。

3. 免疫调节

围着床期子宫内膜和胚胎表面表达多种细胞因子,如LIF、IL-1、IL-6 等,同时还表达相应的配体,如 LIFR、IL-1R、gpl30 等,胚胎和子宫内膜接触后,细胞因子与相应的配体结合,启动相应的生理过程。IL-1 系统的分子对话在着床过程中起重要作用,阻断 IL-1 和配体结合可以阻断胚胎着床。这些细胞因子形成一个细胞因子网络,相互调节、相互作用,进而形成多分子间的对话,从而调节胚胎着床,并调节局部免疫,避免子宫内膜排斥胚胎种植。

三、细胞因子及趋化因子的表达及调控

1. 细胞因子在母 - 胎界面的表达及功能

母 - 胎界面的蜕膜、白细胞及滋养细胞分泌丰富的细胞因子,它们相互诱生和调控,在受体表达及生物学效应上相互影响,构成了母 - 胎界面免疫微环境中的细胞因子网络。在胚胎植入时,植入部位高浓度的炎性细胞因子通过刺激局部高表达黏附分子而参与胚胎的植入。在继后的妊娠过程中,母 - 胎界面的细胞因子以 Th2 型为主,有利于母胎耐受

的产生和妊娠的维持。在妊娠晚期,母-胎界面的细胞因子以 Th1 型为主,与分娩的启动关系密切。因此,不同妊娠阶段界面上的细胞因子种类和功能是动态变化的。

（1）Th1 型细胞因子

T 细胞受抗原刺激活化后产生的细胞因子可分为 3 种类型,即 Th1、Th2 及 Th3。母-胎界面的 Th1 型细胞因子主要由蜕膜 $CD56^{bright}CD16^{-}$ NK 细胞、巨噬细胞及 T 细胞产生。$CD56^{bright}CD16^{-}$ NK 细胞是蜕膜中数量最多的免疫细胞,分泌 Th1 型细胞因子 TNF-α、IFN-γ、TNF-β。其中 IFN-γ 亦可刺激蜕膜巨噬细胞分泌 Th1 型细胞因子。但是总体看来,母-胎界面上产生 Th1 型细胞因子的细胞相对不足,造成了 Th2 型细胞因子的优势表达。值得注意的是,适量的 Th1 型细胞因子亦是妊娠所必需的。尤其是其介导的细胞免疫应答在抵抗病原微生物的入侵中发挥作用。此外,某些 Th1 型细胞因子也参与胚泡植入和胎盘形成。

（2）Th2 型细胞因子

母-胎界面的 Th2 型细胞因子由 $CD4^{+}$ T 细胞、蜕膜细胞及滋养细胞产生。早孕期母-胎界面优势分泌 Th2 型细胞因子的原因如下:①蜕膜 T 细胞以 $\gamma\delta$ T 细胞为主,使得产生 Th1 型细胞因子的 $CD4^{+}$ T 细胞数量相对较少。②合体滋养细胞分泌大量的 IL-10,促进 $CD4^{+}$ T 细胞向 Th2 型细胞分化,优势产生 Th2 型细胞因子。同时 IL-10 也下调 NK 细胞产生的 Th1 型细胞因子水平。③母-胎界面 Th3 型细胞因子 TGF-β 的分泌水平较高,下调了 IL-2、TNF-α 及 IFN-γ 水平,促成了 Th2 型细胞因子偏倚。④母-胎界面的高孕激素微环境,直接诱导 Th0 型细胞向 Th2 型细胞分化,产生 Th2 型细胞因子。

（3）生长因子及其他细胞因子

除 Th1/Th2 型细胞因子外，母 - 胎界面还存在多种其他细胞因子，如滋养细胞及蜕膜基质细胞分泌的血管内皮细胞生长因子（VEGF）、表皮生长因子（EGF）、碱性成纤维细胞生长因子（bFGF）、胰岛素样生长因子（IGF-1）、血小板起源生长因子（PDGF）及集落刺激因子（CSF）等。

2. 趋化因子在母 - 胎界面的表达及功能

正常妊娠被视为半同种移植的天然成功模型，而成功妊娠的维持需要多种细胞和细胞因子介质的共同作用。一旦胚胎着床，大量的免疫细胞从母体外周血迁移到母 - 胎界面局部并驻留于此，参与母胎之间的特殊免疫现象。近年研究表明，早孕母 - 胎界面丰富表达趋化因子及相应受体，选择性募集了蜕膜白细胞群。此外，母 - 胎界面局部的趋化因子和受体还参与调控胎盘形成、人类免疫缺陷病毒（HIV）的母 - 胎垂直传播等。

（1）趋化蜕膜白细胞

①滋养细胞分泌的趋化因子：滋养细胞可分泌多种趋化因子，如 CCL3、CCL5、CXCL12、CXCL16 等，对单核细胞、两型 NK 细胞均表现强大的趋化效应。目前虽然尚不能肯定 $CD56^{bright}$ 被选择性趋化到母 - 胎界面的确切机制，但发现 $CD56^{bright}CD16^{-}$ NK 细胞较 $CD56^{dim}CD16^{+}$ NK 细胞表达更多的趋化因子受体 CXCR4 和 CXCR3，可能与 $CD56^{bright}CD16^{-}$ NK 细胞的募集相关。

②蜕膜分泌的趋化因子：原位杂交实验显示蜕膜特异性表达多种趋化因子，而且它们的表达特征遵循一定规律：a. 趋化因子 CK3CL1、CCL7、CCL14、CXCL11、CXCL1、CXCL2 主要分散表达于蜕膜间质，但在腺上皮细胞周围表

达减弱；b. 趋化因子 CCL2、CCL4、CXCL14 在蜕膜间质中的表达呈聚集特征，主要分布于蜕膜白细胞尤其是巨噬细胞周围，其中 CXCIA4 的表达随妊娠的进展逐渐转弱；c. 趋化因子 CXCL10 的表达主要集中于蜕膜腺体周围的白细胞聚集区，而且整个妊娠期间表达水平无明显波动；d. 在子宫螺旋动脉壁的绒毛外滋养细胞可观察到 CXCL12 的表达，而趋化因子 CCL21 则选择性表达于蜕膜静脉壁的血管内皮细胞。

③蜕膜表达的趋化因子受体：实验发现，蜕膜高表达的有趋化因子受体 CCR1、CCR5、CXCR3、CXCR4、CX3CR1、CXCR6；中低度表达趋化因子受体的为 CCR2a、CCR2b、CCR4、CCR7，而几乎不表达 CXCR1、CXCR2、CXCR5、CCR8 受体。

（2）调控血管生成

胎盘形成时，胎儿绒毛外滋养细胞侵入子宫蜕膜，取代子宫螺旋动脉的血管内皮细胞，完成血管重铸，以降低动脉血管压力，为胎盘提供丰富的血液供应。因此，母 - 胎界面的血管生成在胎盘化过程中是一个受到精密调控的重要过程，有血管生成相关因子的参与，如 VEGF 家族和趋化因子家族某些成员。在趋化因子 CXCL 亚家族中，前两个半胱氨酸被一个非固定氨基酸隔开，根据该类趋化因子第一个半胱氨酸前是否有 ELR（Glu—Leu—Arg，谷氨酸 – 亮氨酸 – 精氨酸）基序，将其分为 ELR$^+$ 和 ELR$^-$ 两种类型。ELR$^+$ 趋化因子包括 CXCL8、CXCL1-3、CXCL5、CXCL6 和 CXCL7，能直接趋化内皮细胞，促进血管的生成；ELR$^-$ 趋化因子包括 CXCL4、CXCL10、CXCL9、CXCL12，对血管的生成起抑制作用。这两种类型趋化因子均表达在母 – 胎界面的子宫壁。母 - 胎界面的血管生成促进因子和抑制因子同时存在，彼此间可能形成动态平衡以调控胎盘血管生成。

（3）调控滋养细胞分化

如果早孕期绒毛外滋养细胞的侵袭功能失调，将出现胎盘血管形成不足，在妊娠晚期将引发胎儿宫内发育迟缓，最终导致胎儿成年后罹患心血管疾病、糖尿病等多种健康问题，还将使孕妇面临严重的妊娠并发症子痫前期。虽然关于滋养细胞能够顺利进入母体血管取代血管内皮细胞并发挥其功能的生理机制还不十分清楚，但从子宫静脉只分布有限的胎儿滋养细胞这一事实推断，可能是氧压力的作用使得胎儿细胞趋于进入子宫动脉。

（4）参与 HIV-1 子宫内垂直传播

母 - 胎界面的趋化因子及受体与 HIV-1 的子宫内垂直传播密切相关。HIV-1 感染宿主细胞时，除了需要壳蛋白 gp120 与宿主细胞膜上的 CD4 分子高亲和力结合外，尚需 CCR5/CXCR4 作为 gp120 的协同受体协助病毒进入宿主细胞。一般认为，合体滋养细胞不表达 CD4，因此胎盘常被看作为 HIV-1 母婴垂直传播的屏障。然而，在临床上仍发现 10%～20% 的 HIV-1 母 - 胎传播属子宫内垂直传播；在胎盘的滋养细胞、巨噬细胞及 Hofbauer 细胞中也相继发现了 HIV-1 病毒颗粒。现在已知：部分 HIV-1 及相关病毒能在缺失 CD4 的情况下以依赖 CXCR4 或 CCR5 的方式进入细胞内，因此尽管滋养细胞是否表达 CD4 分子尚无最终定论，但仍然极有理由推测：HIV-1 病毒利用滋养细胞膜上的 CCR5 或 CXCR4 进入胎儿细胞。研究发现 CCR5 表达于孕早期的滋养细胞，而 CXCR4 在整个孕期均表达。

（5）参与宫腔感染

趋化因子对于维持正常妊娠具有重要作用，同时与病理妊娠亦密切相关,如 CXCL8 就参与了宫腔感染的病理生理过程。滋养细胞可固有地表达 CXCL8,当用脂多糖刺激后,CXCL8 的分泌水平明显增加。Griesinger G 等人将孕足月滋养细胞与热灭活的大肠埃希菌、脆弱拟杆菌、人型支原体、金黄色葡萄球菌及无乳链球菌共培养,RT-PCR 显示 CXCL8 mRNA 的转录增加,酶联免疫吸附试验(ELISA)亦检测到升高的 CXCL8 水平。除了滋养细胞外,病原微生物还能刺激蜕膜细胞分泌趋化因子。Dudley DJ 等人用 B 群链球菌及各种纯化的细菌胞壁成分孵育足月的蜕膜细胞,发现完整的细菌及几种细菌胞壁成分都能明显刺激蜕膜细胞分泌 CXCL8 和 CCL2。这些趋化因子在炎症相关的早产中具有重要作用。

四、早期妊娠的母 - 胎免疫调节

随着固有免疫理论的飞速发展和生殖免疫研究的深入,很多证据表明母–胎界面上发生的免疫现象更像是一场发生在母–胎之间持续的积极的免疫对话。在这场对话中,来自胎儿一方的滋养细胞在母–胎界面处发挥着积极的免疫作用以利于胚胎存活,与之相适应的是母体免疫系统的积极反应,形成了以固有免疫系统为主的免疫调节机制,共同构成了母 - 胎免疫现象的主流。

1. Th2 型细胞因子偏倚学说

该学说认为妊娠后母体对胎儿的识别及妊娠的维持是通过占优势的 Th2 型细胞因子来实现的,是维持同种异体免疫耐受的核心。Th2 型细胞因子通过负反馈效应抑制 Th1 型细胞因子的产生,抑制迟发型变态反应 T 细胞(TDTH)及 CTL 细胞活性,从而抑制母–胎排斥反应。相反,在感染、应

激等情况下，Th1/Th2 型平衡偏向 Th1 型，则可能导致妊娠失败以及某些妊娠并发症的发生。

随着实验技术的不断提高，人们发现基因敲除关键性 Th2 型细胞因子 IL-4 和 IL-10 的小鼠，妊娠结局并未受到显著性影响，这表明 Th2 型免疫及其细胞因子虽有利于正常妊娠的维持，但并非为正常妊娠所必需。或许，Th1、Th2 型细胞因子对于妊娠结局而言，并非是哪类因子的绝对减少或增加，而是它们协同作用后母-胎之间的免疫行为是否保持一种相对稳定的平衡状态所决定的。

2. HLA 共享抗原学说

HLA 是一个高度变态性的紧密连锁基因群，是一类存在于各种组织及有核细胞表面并可引起强烈排斥反应的抗原，它所编码的主要组织相容性复合物（MHC）在适应性免疫应答中处于中心地位。HLA 复合体估计含有 1 000 个基因，是人类最复杂的基因群体。它位于 6 号染色体短臂（6p21.31），可分为 3 个区，即 HLA-I、HLA-II、HLA-III 基因区。每个区又可再分为若干个基因座。其中 HLA-II 区分为 HLA-DP、HLA-DQ、HLA-DR、HLA-DM 及 HLA-DO 等。个体之间细胞膜表面的 HLA 抗原分子相容性概率很低，便构成了同种免疫。正常妊娠时，夫妇 HLA 抗原不相容，胚胎所带的父系 HLA 抗原（滋养细胞表面）能刺激母体免疫系统并产生抗配偶淋巴细胞的特异性 IgG 抗体，它能抑制混合淋巴细胞反应，并与滋养细胞表面的 HLA 抗原结合，覆盖来自父方的 HLA 抗原，从而封闭母体淋巴细胞对滋养层细胞的细胞毒作用，保护胚胎或胎儿免受排斥，被认为是维持妊娠所必需的封闭抗体（blocking antibody）。反之，当妻子在遗传学上与其丈夫是纯合子时，与丈夫共有 HLA 抗原,特别是 D/DR 抗原系的相似性高,则不能刺激母体产生维持妊娠所需要的封闭抗体,母体免疫系统容易对胎儿产生免疫学攻击,将胎儿作为异物排斥而造成流产。

因此,目前认为习惯性流产(RSA)是由于母体不能识别父方抗原而产生保护性反应所致。临床通过采用配偶淋巴细胞免疫治疗诱导母体产生同种免疫反应,从而出现封闭抗体及微淋巴细胞毒抗体,使母体免疫系统不易对胎儿产生免疫攻击,保证妊娠继续。

3. HLA-G 免疫调节学说

在移植免疫中,移植物表达与受者不同的 HLA-Ⅰ、Ⅱ抗原,因此移植物的存活与供受者之间 HLA 抗原相容性密切相关,两者的组织相容性越高则移植成功的机会越大,而在母-胎之间同样存在 HLA 抗原差异的现象。研究表明,与胎儿组织不同,母-胎界面的滋养细胞不表达经典的 HLA-Ⅰ、Ⅱ抗原,但特征性地表达非经典的 HLA-G。近年来 HLA-G 在母-胎免疫耐受中的作用已引起广泛重视,被视为来自胎儿一方的调节母-胎免疫耐受的重要武器。

HLA-G 高度特异表达在与母体蜕膜直接接触的胎盘滋养细胞上,可协助绒毛外滋养细胞侵入子宫蜕膜,完成胎盘形成和血管重铸的过程;HLA-G 可直接或间接抑制 NK 细胞的杀伤作用,从而降调母体对胎儿的排斥反应;HLA-G 与 CTL 结合,抑制 T 细胞的细胞毒作用;HLA-G 可调节蜕膜和外周单核细胞细胞因子的释放,使 TNF-α 和 IFN-γ 产生下调,IL-4 的产生增加,促进母体免疫系统的 Th2 偏倚,有利于妊娠的维持。

4. 趋化因子调控网络学说

上述几种免疫耐受学说虽各有特点,但亦存在一定的局限性,而且它们均建立于一个共同基础,即母-胎界面富含组成特殊、数目巨大的免疫细胞并贯穿妊娠始终。蜕膜免疫细胞至少占子宫蜕膜细胞总数的15%,主要由特殊类型的 NK 细胞(CD56^{bright}/CD16$^-$)(约占70%)、T 细胞(约占15%)和单核细胞(约占15%)组成。正是这些细胞通过表达特殊活化标志和分泌的调节性细胞因子,在母－胎界面局部发挥着不同于外周的免疫调控作用,形成了母－胎免疫耐受。由于这些免疫细胞是由母亲外周血募集而来的,并非蜕膜原位产生,因此调控它们进入母－胎界面的关键因素——趋化因子被视为母－胎免疫耐受形成的根本环节,并围绕母－胎界面的趋化因子进行了一系列相关研究,从而建立了这一崭新的学说体系。

五、分娩发动的免疫调节

分娩启动是一个十分复杂的生理过程,包括子宫体肌细胞及子宫内膜因素、宫颈因素、胎膜-胎盘-胎儿因素、子宫外组织因素及免疫因素等诸多因素。早在1906年,Dafe就发现含有催产素的垂体提取物可刺激子宫收缩,缩宫素被公认为是分娩的启动因子。近年来研究发现,雌孕激素、前列腺素、血小板激活因子、细胞因子、生长因子、一氧化氮和内皮素等也与分娩有关。尽管分娩启动过程中雌孕激素、前列腺素和缩宫素起了决定性的作用,足月分娩仍可能存在与流产同样的机制,母体对胎儿的免疫反应使母-胎间免疫耐受解除,从而诱发分娩,母体将胎儿排出。

1. 母-胎界面的免疫调节

细胞因子在正常妊娠过程中是胎盘-母体间功能调节网络的一个整体部分。维持胎儿在子宫内免疫豁免

（immunological privilege）的一个可能机制是母-胎界面细胞因子水平的调节。尽管母-胎界面的一些促炎性细胞因子被认为与胎盘和蜕膜的生长有关，但仍有许多文献认为，过度或异常的促炎性细胞因子对妊娠有害，如IL-1β、TNF-α和IFN-γ等。IL-10在母-胎界面产生，能抑制其他细胞产生促炎性细胞因子，因而也是一种重要的细胞因子。然而妊娠并不依赖于IL-10，有研究发现，IL-10缺乏的小鼠仍能生育，说明还存在其他影响胎儿存活的免疫调节因子。

2. 分娩的免疫调节

分娩过程包括3个互相依存的生理过程：①宫颈重塑，伸展扩张达到生殖道的宽度；②宫颈上方区域的胎膜弱化和破裂；③幅度和频率逐渐增加的节律性宫缩开始，最终导致胎儿和胎盘的排出。其中的某些过程由促炎性细胞因子所介导，妊娠期间母-胎免疫豁免在分娩时宣告无效。

（1）分娩过程中宫颈的免疫学改变

Liqgin于1981年提出宫颈成熟是一个生理性炎性过程。宫颈成熟和分娩过程中，随着孕酮去势的影响，IL-1β、IL-6、IL-8和TNF-α产生增加。宫颈活检的免疫组化分析表明，IL-1β主要由白细胞产生，IL-6主要由白细胞、腺上皮细胞和表皮细胞产生，IL-8则主要由白细胞、腺上皮细胞、表皮细胞和基质细胞产生。分娩过程中，宫颈组织中有白细胞流入，主要为中性粒细胞（中性粒细胞弹性蛋白酶$^+$细胞）和巨噬细胞（CD68$^+$细胞）数目增加，但T细胞（CD3$^+$细胞）或B细胞（CD20$^+$细胞）数目不增加。

（2）分娩过程中胎盘-胎膜-胎儿的免疫学改变

胎盘和胎膜产生的细胞因子与胚胎着床和胎盘发育有关，并是妊娠中、晚期旁分泌/自分泌调节网络的一部分。

细胞因子与妊娠后期胎盘生长有关,并保护胎儿免受病原体侵害。有证据表明,胎膜特定的细胞因子产生在正常足月妊娠分娩过程中会发生改变,而绒毛膜胎盘中是否也发生与分娩有关的改变尚有很大争议。

胎儿也可通过一些机制为分娩的发动提供某些信号。胎儿免疫系统的激活与早产有关,表现为单核细胞 - 中性粒细胞的活化。Steinborn 等发现,足月妊娠自然临产的胎儿髓单核细胞产生的 IL-6 明显增加,而保胎治疗失败的早产与胎儿髓单核细胞产生的 IL-6 水平无关。双色流式细胞仪结合细胞内细胞因子染色法分析发现,胎儿单核细胞是与足月妊娠分娩有关的 IL-6 的来源。胎儿单核细胞来源的 IL-6 水平升高与正常足月妊娠机制有关,但与早产无关,足月妊娠分娩发动和早产的机制可能不完全相同。近年来的研究发现了一个令人瞩目的迹象,胎儿通过分泌肺泡表面活性蛋白SP-A 到羊水中作为胎儿信号启动分娩。

（3）分娩过程中子宫肌层的免疫学改变

上述细胞因子诱导的改变在子宫肌层中也可发生,子宫肌层内 IL-1β 、IL-6 和 TNF-α 的蛋白和（或）mRNA 浓度增加与分娩有关。这些促炎性细胞因子被局限在子宫肌层的白细胞内,分娩时则显著增加。分娩过程中子宫肌层内白细胞浓度增加可能归因于细胞因子浓度的增加,如单核细胞趋化蛋白 -1（monocyte chemotactic protern, MCP）和 IL-8,这些细胞因子浓度在分娩时也增加,并且可能募集巨噬细胞和中性粒细胞至子宫肌层。IL-1β 和 TNF-α 可能刺激花生四烯酸释放,刺激磷脂代谢,增加子宫肌层的前列腺素产生。IL-1β 还可激活与 NF-kB 有关的信号传导系统,增加COX-2 的表达。COX-2 在分娩过程中在子宫肌层内的表达增加,刺激子宫肌层细胞产生 PGE2。IL-1β 对子宫肌层的这些作用与神经垂体(垂体后叶)缩宫素作用相似。催产素和 PGE2 均能增加子宫肌层细胞内 Ca^{2+} 的浓度,后者是子宫收缩必不可少的。

(4)羊水的免疫改变

羊水中细胞因子在早产和足月产分娩启动过程中也有改变。近年来的研究发现,早产者羊水中 IL-1α、-1β、IL-6、IL-8、IL-12、IL-18 和 TNF-α 等细胞因子水平均有改变,这些细胞因子的升高可能与宫内感染有关。Jaeobsson 等估计了宫颈黏液和羊水中 IL-18 与羊水微生物入侵、羊膜腔内感染、早产、胎膜早破早产和足月妊娠分娩的关系,发现早产者羊膜腔感染并迅速分娩与羊水高 IL-18 水平明显相关,但与宫颈水平无关。相反,在胎膜早破早产者中 IL-18 ≥ 1.0 ng/ml 比 IL-18<1.0 ng/ml 者分娩延迟。MCP-1 是一募集单核 - 巨噬细胞至炎症部位的趋化因子,其免疫反应性表达在子宫肌层组织和蜕膜中,因而与分娩过程有关。Esplin 等检测羊水中的 MC-1,发现所有羊水标本中均可检测到,但羊膜腔内感染和早产者浓度明显升高。

(5)淋巴细胞的成分及比例改变在分娩启动中的作用

免疫细胞中起效应作用的细胞和起抑制作用的细胞同时存在,两者保持一定的比例以维持免疫平衡。一旦这种平衡失调,则异常的免疫反应出现。已证实,妊娠期 Th1/Th2 比例下降是维持母 - 胎免疫耐受的重要原因之一。Makhseed 等测定母体外周血单核细胞(peripheral blood mononuclear cells,PBMC)经丝裂原、自身胎盘细胞和滋养层抗原提取物刺激后产生的细胞因子水平,发现早产组比正常妊娠组 Th1 型细胞因子 IFN-γ 和 IL-2 水平明显升高,而后者 Th2 型细胞因子

IL-4、IL-5 和 IL-10 产生增加,认为早产者可能向 Th1 型细胞因子偏移。

分娩发动时孕妇外周血 T 细胞亚群和 NK 细胞也有变化。研究发现分娩发动时孕妇外周血白细胞总数显著增加,其中粒细胞百分数和绝对数均显著增加,淋巴细胞百分数和绝对数均显著减少,单核细胞绝对数差异无统计学意义,但百分数显著下降; $CD3^+$、$CD4^+$ 细胞百分数和绝对数均显著减少, $CD8^+$ 细胞绝对数显著减少,但其百分数差异无统计学意义, $CD4^+/CD8^+$ 比值降低,但无统计学意义;NK 细胞百分数和绝对数均显著增加。

总之,有关分娩启动机制的学说很多,但尚无定论。与分娩有关的组织结构和物质很多,而每种物质在不同部位的来源、生成、代谢调控、作用方式以及各种物质之间的关系均有相当大的差异,导致各种学说层出不穷。分娩调控的各种因素之间可能存在着相互促进和相互制约的关系。

（胡捍卫）

第五章　妊娠生理

　　胚胎在母体发育生长的过程即妊娠。人胚胎在母体子宫中发育经历 38 周（约 266 天），可分为三个时期：①从受精到第 2 周末二胚层胚盘出现为胚前期（preembryonic period）；②从第 3 周至第 8 周末为胚期（embryonic period），于此期末，胚的各器官、系统与外形发育初具雏形；③从第 9 周至出生为胎儿期（fetal period），此期内的胎儿逐渐长大，各器官、系统继续发育成形，部分器官出现一定的功能活动。本章主要叙述前 8 周（即胚前期、胚期）的发育及胚胎与母体的关系，重点在 1～4 周的变化。

第一节　生殖细胞和受精

　　人体的胚胎发生和发育过程始自两性生殖细胞（germ cell）的结合，止于胎儿出生。两性生殖细胞的发生和成熟是胚胎发生的前提，两性生殖细胞的结合即受精是新个体形成的开端。

一、生殖细胞

　　生殖细胞又称配子（gamete），包括精子和卵子。

（一）精子的发生、成熟和获能

1.精子的发生与成熟分裂

睾丸生精小管中的精原细胞，从青春期开始，在垂体促性腺激素的刺激下,经过 2～3 次有丝分裂后,部分细胞演变成初级精母细胞,其染色体核型为 46,XY。初级精母细胞很快进入第一次成熟分裂,形成 2 个次级精母细胞,每对同源染色体分别进入子细胞,因此次级精母细胞所含染色体数目比正常体细胞减少一半,即只有 23 条,性染色体只有 1 条,X 或 Y。次级精母细胞,未经 DNA 合成和染色体复制即进行第二次成熟分裂,每条染色体的着丝粒分开,使每条染色体的二个单体分别进入新的子细胞即精子细胞,因此精子细胞仍含 23 条染色体(单体),但其 DNA 含量减少了一半。一个初级精母细胞经过二次成熟分裂,形成 4 个精子细胞,每个精子细胞的染色体数和 DNA 含量均减少一半。精子细胞不再分裂,经过复杂的形态变化形成蝌蚪状的精子,精子半数为 23,X,半数为 23,Y(图 5-1)。

2. 精子的成熟和获能

精子形成后进入附睾,在附睾液的作用下,最后成熟,但仍不能释放顶体酶,因而不能穿越卵细胞周围的放射冠和透明带,无受精能力。精子通过女性生殖管道时,在管道上皮,主要是输卵管上皮分泌的某些化学物质的作用下,精子获得了释放顶体酶和穿越放射冠、透明带的能力,从而获得了使卵子受精的能力,这就是精子的获能(capacitation)。

(二)卵子的发生和排卵

卵细胞的发生类似精子的发生,也要经过二次成熟分裂,染色体数和 DNA 含量比正常体细胞减少一半,但尚有下列特点(图 5-1)。

1. 卵细胞的两次成熟分裂,胞质分配不均,结果只形成一个大而圆的卵细胞,三个小而圆的极体。

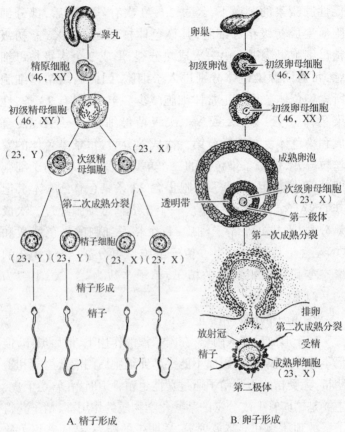

图 5-1　精子和卵子发生示意图

2. 出生后卵巢内不含卵原细胞,只有静息在第一次成熟分裂前期阶段的初级卵母细胞。

3. 青春期后,初级卵母细胞在垂体促性腺激素的作用下,随着月经周期的周而复始分期分批的发育,于排卵前完成第一次成熟分裂,随即开始第二次成熟分裂但停留在分裂中期,排卵后,在精子穿入的激发下,完成第二次成熟分裂,形成成熟的卵细胞。如未能与精子相遇,将在 12 ～ 24 小时内退化,并随月经排出体外。

4.卵细胞不需经过形态变化。

二、受精

受精(fertilization)是精子穿入卵子形成受精卵的过程,它始于精子细胞膜与卵子细胞膜的接触,终于两者细胞核的融合。受精一般发生在输卵管壶腹部。

（一）受精的必备条件

发育正常并已获能的精子与发育正常的卵细胞在限定的时间相遇是受精的基本条件:

1.卵细胞发育正常,在排卵前必须处于第二次成熟分裂中期。

2.精子必须成熟和获能。

3.精子与卵子必须在限定时间内相遇,精子在女性生殖管道内只能存活一天,卵子在排出后 12 ～ 24 小时内死亡。受精一般发生在排卵后 24 小时以内,其余时间精子和卵子即使相遇也难受精。

4.精子必须发育正常和有足够的数量,正常男子每次射精 2 ～ 6 ml,每 ml 含精子 1 亿个左右。精子数量低于 500 万个 /ml 时可造成男性不育,若精液中形态异常的精子占20%以上,或活动能力明显减弱,也可引起男性不育。

5.男性和女性生殖管道必须畅通。避孕套、子宫帽、输精管结扎及输卵管结扎等,就是根据这一原理而设计的避孕或绝育方法。

（二）受精过程

正常成年男性一次可出 3 亿～ 5 亿个精子,但由阴道穿过子宫颈、子宫腔和输卵管而达到输卵管壶腹部的精子只有300～500个。受精过程如下（图5-2）。

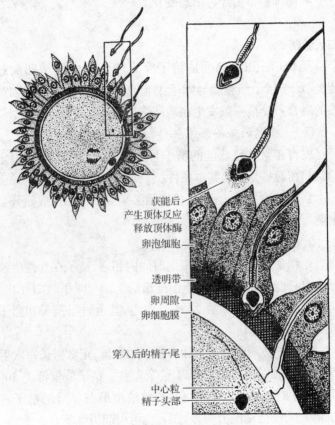

卵泡细胞
获能后
产生顶体反应
释放顶体酶
卵泡细胞
透明带
卵周隙
卵细胞膜
穿入后的精子尾
中心粒
精子头部

图 5-2　精子顶体反应与受精示意图

1. 获能精子接触放射冠，顶体释放顶体酶，溶解放射冠与透明带，进入卵周隙。当精子穿越卵细胞周围的放射冠及透明带时，其顶体发生一系列变化并释放顶体酶，这一过程被称为顶体反应（acrosome reaction）。

2. 精子头部外侧与卵细胞膜相贴,两膜相互融合,精子核及胞质进入卵细胞的胞质,精子的细胞膜则与卵膜融为一体。随即,透明带发生结构改变,使其失去了接受精子穿越的功能,这一过程称透明带反应(zona reaction)。这一反应防止了多精入卵和多精受精的发生,保证了人类单精受精的生物学特性。

3. 在精子穿入的激发下,卵细胞很快完成了第二次成熟分裂,生成了成熟的卵子,第二极体则进入卵周隙。

4. 进入卵质中的精子核膨大,形成雄性原核(male pronucleus),并进行染色体复制。卵子的核也膨大,形成了较小的雌性原核(female pronucleus),也进行染色体复制。两性原核向细胞中部靠拢并相互融合,核膜消失,染色体混合,形成了二倍体的受精卵(fertilized ovum),又称合子(zygote)。

(三)受精的意义

1. 受精是两性生殖细胞相互融合和相互激活的过程,是新生命的开端。受精卵能不断地进行细胞分裂和分化,直至发育成一个新个体。

2. 受精是双亲的遗传基因随机组合的过程,并使受精卵恢复二倍体核型,因而由受精卵发育来的新个体既保持了双亲的遗传特征,又有着比双亲更丰富多样的遗传特征和更强的生命力。

3. 受精决定新个体的遗传性别。如果核型均为23,X的精子与卵子(核型为23,X)结合,受精卵的核型即为46,XX,由此发育成的新个体的遗传性别就是女性;如果核型为23,Y的精子与卵子结合,受精卵的核型便为46,XY,新个体的遗传性别就是男性。

第二节　胚泡与着床

一、卵裂和胚泡

1. 卵裂

受精卵进行有丝分裂称卵裂（leavage）。卵裂形成的细胞称卵裂球（blastomere）。因细胞被透明带包绕，因而随分裂次数和细胞数目的增加细胞体积越来越小。受精后第3天形成了12～16个卵裂球的实心球，形似桑椹，称桑椹胚（morula）。在卵裂的同时，由于输卵管平滑肌的节律性收缩、管壁上皮细胞纤毛的摆动，形成管内液体流，使受精卵逐渐向子宫方向移动。桑椹胚继续分裂，并由输卵管进入子宫腔（图 5-3，图 5-4）。

2. 胚泡形成

桑椹胚的细胞继续分裂增殖，到第 5 天，卵裂球的数目增至 100 个左右，细胞间出现若干小的间隙，小的间隙逐渐

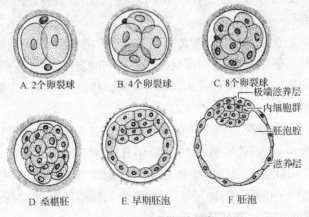

A. 2个卵裂球　　　B. 4个卵裂球　　　C. 8个卵裂球

极端滋养层
内细胞群
胚泡腔
滋养层

D. 桑椹胚　　　E. 早期胚泡　　　F. 胚泡

图 5-3　卵裂、桑椹胚和胚泡

融合成一个大腔,腔内充满液体。此时,透明带开始溶解,细胞重新排列形成泡状,称胚泡(blastocyst)或囊胚。胚泡由三部分构成(图5-3)。

(1)滋养层(trophoblast)

由单层细胞围成,构成胚泡壁,可吸收营养。

(2)胚泡腔(blastocoele)

由滋养层围成的腔,内有液体。

(3)内细胞群(inner cell mass)

胚泡腔一侧的滋养层内面有一团细胞附着,称内细胞群,未来发育为胚体和部分胎膜。此外,覆盖在内细胞群表面的滋养层称极端滋养层。

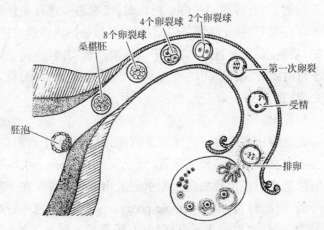

图5-4　排卵、受精与卵裂过程图

二、着床

胚泡埋入子宫内膜的过程,称着床(imbed),又称植入(implantation),植入开始于受精后的第5～6天,完成于第11～12天。

1. 着床条件

着床过程受着多种因素的调控和影响,其复杂机制至今仍未完全阐明。但已经肯定,植入过程受着雌激素和孕激素的精细调节,如果这种激素调节紊乱,着床就不能完成。胚泡与子宫内膜的同步发育、宫腔的正常内环境等都是正常植入所必需的条件。若人为地干扰植入条件,如口服避孕药,使母体内分泌紊乱,导致胚的发育与月经周期变化不同步,或在宫腔内放入避孕环,影响宫腔的正常内环境,就可干扰着床过程,从而达到避孕目的。

2. 着床过程

着床是遗传构成截然不同的胚泡和子宫内膜相互识别、相互黏附、相互容纳的过程。植入时,极端滋养层首先黏附在子宫内膜上,并分泌蛋白酶,溶解与其接触的内膜组织,形成缺口,胚泡沿缺口逐渐埋入子宫内膜功能层,胚泡完全埋入子宫内膜后,缺口周围的上皮增生,使缺口完全封闭,植入即完成(图 5-5)。

3. 着床部位

正常着床部位在子宫体或子宫底,最多见于子宫后壁。若植入在宫颈附近将形成前置胎盘(placenta previa),在分娩时阻塞产道或出现胎盘早剥引起大出血。若着床在子宫以外的部位,称宫外孕(ectopic pregnancy)。其中输卵管妊娠最为常见,也可见于子宫阔韧带、肠系膜或卵巢等处(图 5-6)。宫外孕的胚胎大多早期死亡并被吸收,少数胚胎发育到较大后破裂,引起大出血。

4. 着床后子宫内膜的变化

着床后的子宫内膜称蜕膜(decidua)。着床时子宫内膜处于分泌期,植入后的内膜血液供应更丰富,子宫腺增

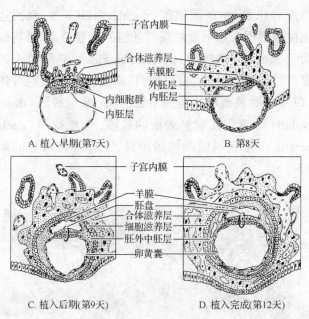

A. 植入早期(第7天)　　　　　　　B. 第8天

C. 植入后期(第9天)　　　　　　　D. 植入完成(第12天)

图5-5　植入过程模式图

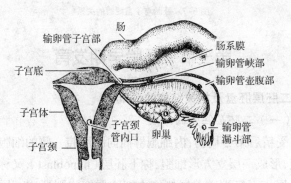

图5-6　异位植入模式图

大弯曲,分泌更加旺盛;功能层的基质细胞变肥大,胞质充满糖原和脂滴,称蜕膜细胞(decidual cell)。内膜的这些变化称蜕膜反应。根据蜕膜与胚泡的位置关系,可将蜕膜分为三部分:①基蜕膜(decidua basalis):囊胚植入处的蜕膜,位于囊壁与子宫壁之间,将来发育成胎盘的母体部分,即母-胎界面母体面的主要结构;②包蜕膜(decidua capsularis):覆盖在囊胚表面的蜕膜;③壁蜕膜(decidua parietalis):除底蜕膜和包蜕膜外,所有覆盖宫腔的蜕膜(图5-7)。

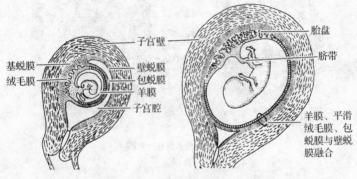

图5-7 胚胎与子宫蜕膜的关系

第三节 胚胎早期发育

一、二胚层胚盘及相关结构的形成

(一)二胚层胚盘的形成

受精后第2周初,内细胞群面向胚泡腔一侧的细胞分裂增殖,形成一层立方形细胞,称下胚层(hypoblast),又称初级内胚层。而极端滋养层侧的内细胞群细胞则形成一层柱状细胞,称上胚层(epiblast),又称初级外胚层。上胚层和下胚层的细胞借基膜紧密相贴，形成一个椭圆形的盘状结构，为二胚层胚盘（embryonic disc），它是胚体的原基（图 5-5，图5-8）。

（二）羊膜囊和卵黄囊的形成

受精后第 8 天，上胚层细胞间出现含液体的小腔，其逐渐变大，形成羊膜腔，内含的液体称羊水（amniotic fluid）。上胚层为羊膜腔的底。羊膜腔周围的上胚层细胞分化形成羊膜上皮，羊膜上皮包绕羊膜腔形成的囊，称羊膜囊。下胚层周缘的细胞增生并向下迁移围成一个囊，称卵黄囊，其顶为下胚层。在羊膜囊和卵黄囊之间是二胚层胚盘。胚盘的羊膜腔面为胚的背侧，卵黄囊面为胚的腹侧（图 5-5、图5-8）。

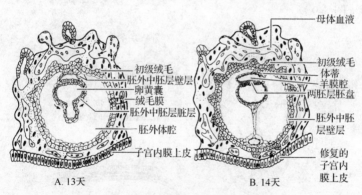

图 5-8　内外胚层的形成

（三）胚外中胚层的形成

随着二胚层胚盘的形成，胚泡腔内形成并充填着星状多突的细胞，称胚外中胚层，胚泡腔因之消失。继而胚外中胚层中出现一些小腔，并逐渐合并成大腔，称胚外体腔。由于胚外体腔的出现，使胚外中胚层分隔为两层：铺衬在羊膜表面和滋养层内面的称胚外中胚层壁层；覆盖于卵黄囊表面的称胚外中胚层脏层。随着胚外体腔的扩大，羊膜囊顶壁与滋养层之间的胚外中胚层缩小变细形成索状，称体蒂（body stalk）。体蒂是构成脐带的主要成分（图 5-8）。

二、三胚层胚盘及相关结构的形成

（一）原条的形成

第 3 周初，上胚层细胞迅速增生，由胚盘两侧向尾端中线迁移，集中形成一条细胞索称原条（primitive streak）。原条的出现决定了胚盘的头、尾端和中轴，即原条出现侧为尾端，其对侧为头端。原条头端的细胞增殖较快，略膨大，称原结（primitive node），原结中央的浅窝称原凹（primitive pit）（图 5-9）。

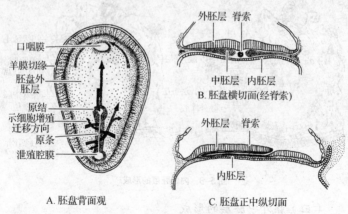

图 5-9 三胚层及脊索的形成

（二）三胚层胚盘的形成

原条的细胞继续增生，两侧细胞隆起，中央凹陷称原沟（primitive groove），沟底的细胞在上、下胚层间向胚盘左右两侧及头、尾侧扩展迁移，一部分在上、下胚层间形成一新细胞层，即胚内中胚层，简称中胚层（mesoderm），其在胚盘边缘与胚外中胚层衔接；另一部分细胞迁入，并逐渐全部替换下胚层细胞，形成另一新的细胞层，称内胚层（endoderm）。当内胚层和中胚层形成之后，上胚层改称外胚层（ectoderm）。此时的胚由内、中、外三个胚层组成，称三胚层胚盘。在胚盘头端和尾端各有一小区域没有中胚层，致使内、外胚层直接相贴，分别构成口咽膜（头端）和泄殖腔膜（尾端）。口咽膜前端的中胚层称生心区，是发生心的部位（图 5-9）。

（三）脊索的发生与神经管的形成

原结的细胞继续增殖并下陷，同时在内、外胚层间向头端长出一条杆状细胞索，称脊索（notochord）。原条和脊索构成了胚盘的中轴，并成为该发育阶段的支持组织，成人椎间盘中央的髓核即为脊索的遗迹。脊索形成后，在其诱导下，脊索背侧的外胚层细胞增生，形成一增厚的细胞层称神经板（neural plate），不久，神经板两侧隆起构成神经褶（neurai fold），中央凹下为神经沟（neural groove）。第 3 周末，神经褶从胚体中部开始愈合成神经管（neural tube），并向头、尾两端延长，神经管头、尾两端分别留有前神经孔和后神经孔（图 5-10）。

三、三胚层的分化和胚体的形成

胚胎发育至第 3 周，内、中、外三个胚层已先后发生，从第 4 周至第 8 周，三个胚层分化并形成各种组织和器官的原基。

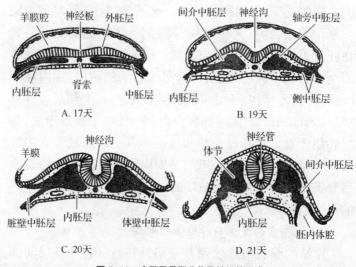

图 5-10　中胚层早期分化及神经管形成

（一）外胚层的分化

1. 神经管的分化

神经管头端膨大形成脑的原基,其余部分较细形成脊髓原基。神经管中央的腔将来分化为脑室和脊髓中央管。胚胎发育至 25 天左右,前神经孔闭合;27 天左右,后神经孔闭合,若不闭合则形成无脑儿和脊髓裂,后者多兼脊柱裂。外胚层除形成上述结构外,其余部分被覆在整个胚体的外表面,称体表外胚层,将分化形成皮肤的表皮和附属器,以及内耳原基、晶状体原基和腺垂体等（图 5-11 ）。

2. 神经嵴的形成

当神经沟闭合形成神经管时,沟缘的细胞与神经管分离,附着在神经管背部两侧,形成左右两条纵行细胞索,其为周围神经系统的原基,称神经嵴（neural crest）。第 4 周末,神经嵴细胞开始迁移分节,分别形成脑、脊神经节、交感神经节、肾上腺髓质的嗜铬细胞及皮肤的黑素细胞等（图 5-12）。

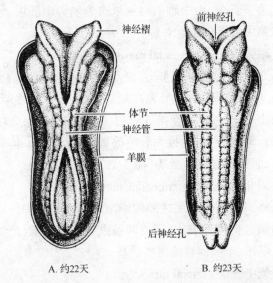

A. 约22天   B. 约23天

图 5-11　神经管及体节的形成

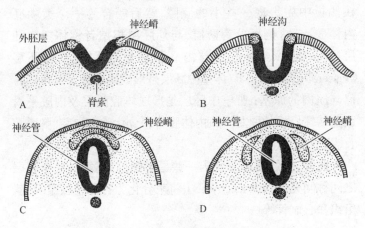

图 5-12　神经管及神经嵴发生示意图

（二）中胚层的分化

位于脊索两侧的中胚层，起初呈均匀的一层，第3周末则分化为三部分，由中轴向两侧依次为轴旁中胚层、间介中胚层和侧中胚层（图5-10）。

1. 轴旁中胚层（paraxial mesoderm）

第3周末，轴旁中胚层细胞增殖呈分节状称体节（somite）。第3周末，体节先在颈部发生，向尾端逐渐发展，每天约出现3～4对，至第5周初，体节可达40～44对，在胚体表面即可分辨，是推测胚龄的重要标志之一，体节是形成脊柱、肌肉及真皮的原基（图5-11）。

2. 间介中胚层（intermediate mesoderm）

是体节与侧中胚层之间的细窄区域。间介中胚层细胞不断增殖并向体腔突出，形成两条纵行的细胞索，该细胞索是形成泌尿、生殖器官的主要原基。

3. 侧中胚层（lateral mesoderm）

又称侧板，初为单一的薄板状结构，随着胚体的发育，在侧板中先出现一些小的腔隙，然后融合为一个大的胚内体腔，它将侧板分为两层，与外胚层相贴者称体壁中胚层（parietal mesoderm）；与内胚层相贴者称脏壁中胚层（visceral mesoderm）。体壁中胚层是形成体腔壁层及体壁骨骼与肌肉的原基；脏壁中胚层是形成体腔脏层及内脏平滑肌与结缔组织的原基。胚内体腔将来分化为心包腔、胸膜腔及腹膜腔。

此外，中胚层还分化出一些星形细胞，充填在各个胚层之间称间充质（mesenchyme），将来分化为各种结缔组织、肌组织和心血管等。

（三）内胚层的分化

随着胚体由扁平状向圆柱状变化,致使卵黄囊顶壁的内胚层卷入胚体内形成一条位于神经管和脊索腹侧方的纵行管,称原始消化管。原始消化管头端部分为前肠,有口咽膜封闭;尾端部分为后肠,有泄殖腔膜封闭;位于前后肠之间与卵黄囊相连的部分为中肠。原始消化管是消化系统和呼吸系统上皮发生的原基(图 5-10,图 5-13)。

（四）胚体形成

人胚 3 周后,伴随三胚层的分化,由于胚盘各部分生长速度的不同,外胚层的速度大于内胚层,使体表外胚层包于胚体的表面。胚盘中部的原条、脊索和中胚层形成后,相继分化发育成为神经管和体节,这些中轴结构,使胚体向背侧隆起凸向羊膜腔。又由于羊膜腔的迅速增大和卵黄囊的退化缩小,促使胚盘两侧向腹侧包卷形成侧褶,内胚层卷到胚体内。同时胚头部的神经管发育为脑泡,生长速度又快于尾部,形成向腹侧弯曲的头褶,口咽膜和原始心管也随头褶转位到腹侧。尾部也向腹侧弯曲形成尾褶,体蒂、泄殖腔膜随尾褶逐渐移向腹侧。这样,扁圆形的胚盘卷成头大尾细的圆柱体(图 5-13)。

圆柱形胚体形成后,胚体呈"C"形凸入羊膜腔,继而头部逐渐抬起,躯干变直。眼、耳、鼻及颜面逐渐生长并出现肢芽。外生殖器渐发生,但不能分辨性别。体蒂及卵黄囊连于胚体的腹侧,外包羊膜形成原始脐带,胚体借脐带悬浮于羊水中。至第 8 周末,胚体颜面形成,可见耳、眼、鼻和上、下肢等,神经、肌肉已发育,胚体已初具人形,并能进行轻微运动(图 5-14)。

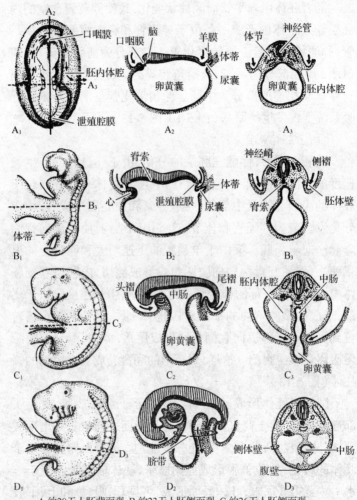

A₁约20天人胚背面观 B₁约23天人胚侧面观 C₁约26天人胚侧面观
D₁约28天人胚侧面观 A₂~D₂为A₁~D₁纵断面 A₃~D₃为A₁~D₁相应横断面

图 5-13 胚体外形的变化

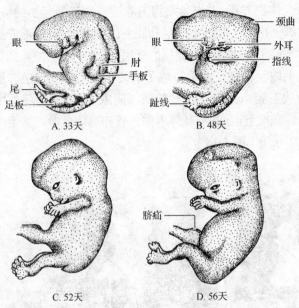

图 5-14　人胚外形的建立

第四节　胎膜与母 - 胎界面

一、胎膜结构与功能

胎膜（fetal membrane）主要包括绒毛膜、羊膜、卵黄囊、尿囊和脐带。

（一）绒毛膜

1.绒毛膜的形成

由滋养层和胚外中胚层的壁层构成。胚泡植入子宫内膜后，滋养层迅速增生为两层，即内面的细胞滋养层（cytiotrophoblast）和外面的合体滋养层（syncytiotrophoblast），两层滋养层细胞在胚泡表面形成一些绒毛状突起，突起的表

面为合体滋养层,中央为细胞滋养层。这就是最初的绒毛,
称初级干绒毛。胚外中胚层和胚外体腔的出现,使滋养层的
内面增添了一层胚外中胚层的壁层,胚外中胚层伸入到初级
干绒毛内使初级干绒毛变成了次级干绒毛。此后滋养层改
称为绒毛膜(chorion)。胚胎第3周末,绒毛膜的胚外中胚
层内形成血管网,并与胚体内的血管相通。此时的绒毛改称
三级干绒毛(图5-15)。

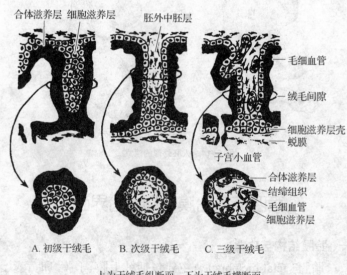

合体滋养层 细胞滋养层　胚外中胚层

毛细血管

绒毛间隙

细胞滋养层壳
蜕膜

子宫小血管

合体滋养层
结缔组织
毛细血管
细胞滋养层

A. 初级干绒毛　　B. 次级干绒毛　　C. 三级干绒毛

上为干绒毛纵断面　　下为干绒毛横断面

图5-15　绒毛发育示意图

2. 绒毛膜的演变

在胚胎发育的前6周,绒毛膜的表面均匀地分布着
绒毛。之后,伸入基蜕膜中的绒毛由于营养丰富而生长茂
盛,并发生若干分支,该处的绒毛膜称丛密绒毛膜(villous
chorion)。伸入包蜕膜中的绒毛因缺乏营养而逐渐萎缩退

化,使该处的绒毛膜变得光滑平坦,故称平滑绒毛膜(smooth chorion)。随着胚胎的发育,丛密绒毛膜与底蜕膜共同构成了胎盘,而平滑绒毛膜则和包蜕膜一起逐渐与壁蜕膜融合(图 5-16)。

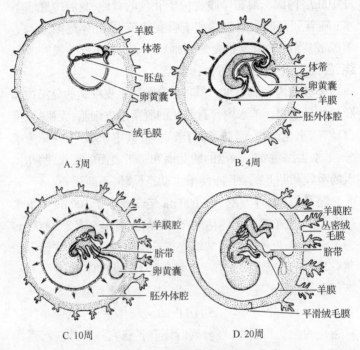

A. 3周

B. 4周

C. 10周

D. 20周

图 5-16　胎膜的形成与发展

绒毛浸浴在绒毛间隙内的母血中,胚胎通过绒毛从母血中吸收氧气和营养物质并排出代谢废物。绒毛膜还有内分泌功能和屏障作用。如果在绒毛膜的发育中血管发育不良,或者与胚体血管连通不良,就会使胚胎发育不良甚至死亡。在绒毛膜的发育过程中,如果绒毛表面的滋养层细胞过度增生,绒毛变成囊泡状,绒毛中轴部分的间质水肿,血管消失,形成很多大小不等的葡萄状水泡样结构,形似葡萄称葡萄胎或水泡状胎块;如果滋养层细胞恶性变则为绒毛膜上皮癌。

（二）羊膜

羊膜（amnion）是一层半透明的薄膜。由羊膜上皮和胚外中胚层构成。最初羊膜囊位于胚盘的背侧,囊腔中充满羊水;随着胚盘向腹侧包卷和羊膜囊的扩大,胚体逐渐陷入了羊膜腔,当胚胎由盘状变为圆桶状时,整个胚被羊膜腔所包绕,游离于羊水之中（图 5-16）。

羊膜腔内充满羊水。羊水来自羊膜上皮细胞的分泌物和胚胎的排泄物。羊水内含有胎儿的脱落上皮细胞、无机盐、蛋白质、碳水化合物、脂肪、酶与激素等,其中 98%～99% 为水分,羊水去路主要是胎盘的胎儿面和脐带表面的吸收、胎儿体表的吸收和胎儿的吞咽,使羊水动态循环,不断更新。

足月胎儿的羊水约有 1 000 ml,若羊水少于 500 ml 为羊水过少,易发生羊膜与胚体粘连,出现畸形,若羊水多于 2 000 ml 为羊水过多,可使子宫异常增大。羊水的过多过少,常预示胎儿有某种先天畸形。如羊水过多常见于消化管闭锁、无脑儿和脑积水等;羊水过少常见于胎儿无肾或尿道闭锁等。

羊水具有保护作用,可防止胎儿肢体粘连,能缓冲外部对胎儿的振动和压迫,在分娩时还有扩张宫颈和冲洗产道的作用。此外,通过羊膜穿刺术吸取羊水进行细胞学检查或测定某种物质的含量,可确定胎儿染色体有无异常、胎儿的性别以及代谢异常等,为优生工作提供科学根据。

（三）卵黄囊

卵黄囊（yolk sac）在人胚较小,内无卵黄。已经失去了为胚胎发育提供营养物质的作用,并且很快退化。第 4 周,卵黄囊顶壁的内胚层随着胚盘向腹侧包卷形成原始消化管,其余部分留在胚外。第 5 周时,卵黄囊缩小呈梨形,仅以卵黄蒂与原始消化管相连(图 5-16)。第 6 周末,逐渐与原始消化管脱离并入脐带中,残存于脐带根部(胎盘侧)。如果卵黄蒂基部没有退化消失,则在成人回肠壁上(距回盲部约 1 米以内的部位)保留一段盲囊,称为麦克尔憩室或回肠憩室,大约有 2%的成人有此畸形。如果卵黄蒂与中肠在出生后仍保持通畅,则中肠在脐部与外界相通,肠内容物即可由此溢出,称脐粪瘘。第 3 ~ 6 周,卵黄囊外面的胚外中胚层多处形成血岛,是最早形成血细胞和血管的部位。第 5 ~ 6 周时,近尿囊起始部的卵黄囊背侧内胚层分化形成原始生殖细胞,迁入生殖嵴,将形成精原细胞或卵原细胞,诱导生殖腺的发生。

(四)尿囊

尿囊(allantois)在人胚很不发达,仅存数周即退化,没有呼吸和排泄功能。尿囊发生于第 3 周,卵黄囊顶部尾侧的内胚层向体蒂内长出的盲管,即为尿囊(图 5-13)。尿囊壁的胚外中胚层分化形成一对尿囊动脉和一对尿囊静脉。随着圆柱状胚体的形成,尿囊根部纳入胚体内将来形成膀胱顶部及脐尿管,其余部分逐渐退化闭锁并卷入脐带内,如果胎儿出生后尿囊管仍未闭锁,膀胱中的尿液就会通过此管溢出脐外,这种畸形称脐尿瘘。而尿囊动、静脉这两对血管不是随着尿囊的退化而退化,而是越来越发达,逐渐演变成脐动脉和脐静脉。

(五)脐带

脐带(umbilical cord)是羊膜将体蒂、尿囊及卵黄蒂等结构包围到胚体腹侧而形成的一条圆柱状条索,它是胎儿与胎盘间物质运输的通道(图 5-16)。

早期脐带表面包有羊膜,内有卵黄囊、尿囊、两条脐动脉、一条脐静脉以及胶样结缔组织。以后卵黄囊和尿囊闭锁消失,脐带内仅有脐动、静脉及胶样结缔组织,后者是一种未分化的结缔组织,由细胞和细胞间质构成,细胞间质呈胶状,内有较细的胶原纤维和黏多糖,该组织使脐带具有较大的抗机械作用。

脐带长平均为 55 cm,直径 1 ~ 2 cm,脐带过短可影响胎儿娩出或分娩时引起胎盘早期剥离而出血过多。脐带过长可发生缠绕胎儿颈部或其他部位,甚至打结而影响胎儿发育,严重时可导致胎儿死亡。

二、母 - 胎界面结构与功能

母 - 胎界面(materno-fetal interface)是指来自胚胎(或胎儿)的胎盘组织在母体子宫的附着面,是胎儿组织和母体发生直接接触的部位。母 - 胎界面的胎儿面由胎盘以及入侵到子宫的绒毛外滋养细胞构成,母体面泛指与胎儿面直接接触的子宫蜕膜和浅肌层。母 – 胎界面集中体现了妊娠时期母体和胎儿之间的特殊生物学行为: 包括子宫内膜蜕膜化、滋养细胞发育 – 胎盘形成、母 – 胎之间的相互调节(cross-talking)。

(一) 母 – 胎界面的形成

受精卵形成后,逐渐发育成囊胚,子宫内膜的蜕膜化改变与囊胚的发育同步。受精卵到达宫腔后,经过定位、黏附、穿透 3 个过程着床于子宫蜕膜。着床后的囊胚滋养细胞开始分化形成绒毛的初始结构并逐渐形成胎盘(placenta),于是在胎盘与蜕膜相接的部位构成了母 – 胎界面。

1. 胎盘的形态与结构

足月胎盘呈圆盘状,重约 500 g,直径 15 ~ 20 cm,平均厚 2 ~ 3 cm,胎盘的胎儿面被覆羊膜而光滑,中央或近中央处有脐带附着,透过羊膜可见下方的血管从脐带附着处向周围呈放射状行走。胎盘母体面粗糙,由不规则浅沟将其分为 15 ~ 30 个稍为突起的胎盘小叶（图 5-17）。

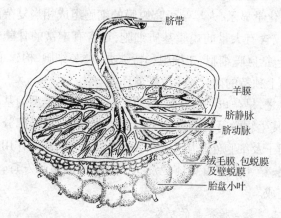

图 5-17　胎盘的外形

绒毛膜绒毛（chorionic villus）是人类胎盘的基本结构单位,由绒毛干和被覆的基膜及细胞滋养细胞（cytotrophoblast cell）组成。绒毛干为带有血管的间质构成,而细胞滋养细胞则是具有分化潜能的上皮来源的干细胞,是胎盘绒毛的主要构成细胞,也是母 - 胎界面唯一与母体免疫系统直接接触的胎儿细胞。约在受精后的 3 周末分化为三级绒毛,胎儿胎盘循环建立,每个绒毛结构分出许多分支,一部分绒毛末端漂浮于含有母体血液的绒毛间隙中称游离绒毛（free villus, flo-ating villus, FV）,它们依靠表面覆盖的合体滋养细胞完成母 - 胎之间的物质交换；另一部分绒毛依靠滋养细胞的增殖分化长入底蜕膜形成固定绒毛（anchoring villus, AV）,建立母 - 胎之间的生理性连接,起到固定胎盘的作用。

2. 蜕膜的基本结构

受精后,子宫内膜在黄体持续分泌的孕酮作用下发生蜕膜化,表现为内膜腺体增大弯曲,腺上皮细胞内及腺腔中含大量糖原,血管充血,结缔组织细胞肥大,形成子宫蜕膜。免疫组织化学显示,人早孕子宫蜕膜的细胞组成相当复杂而特殊,不仅含有大量的蜕膜基质细胞,还含有丰富的骨髓来源细胞,包括巨噬细胞、T细胞和特殊类型NK细胞,构建了母-胎界面上独特的内分泌-免疫微环境。

总之,早孕母-胎界面虽然以复杂的细胞类型为基本结构,但其生物学行为的发生是以细胞为载体,以局部分泌的细胞因子及细胞外基质为媒介,形成了彼此间相互作用的复杂网络,精密调控着母体免疫状态和胚胎的生长发育,直至分娩完成。

(二)母-胎界面的功能

1. 营养、代谢功能

在母-胎界面上,母体子宫螺旋动脉依靠血液压力(60～80 mmHg)穿过蜕膜,以每分钟500 ml流速进入绒毛间隙。绒毛间隙的血液压力为10～50 mmHg,再经蜕膜回流入蜕膜静脉网,此时压力不足8 mmHg。胎儿血液经脐动脉直至绒毛毛细血管壁、绒毛间质及绒毛表面细胞层,依靠渗透、扩散和主动选择完成与母体的物质交换,再经脐静脉返回胎儿体内。母-胎之间的血液并不直接接触,其物质交换需在胎盘小叶的绒毛处进行。至妊娠足月胎盘的绒毛表面积达12～14 m²,相当于成人肠道总面积,具有强大的物质转运功能。母-胎血液之间进行物质交换的屏障称为血管合体膜(vasculo-syncytial membrane, VSM),是由合体滋养细胞、合体滋养细胞基底膜、绒毛间质、毛细血管基底膜和毛细血管内皮细胞 5 层组成的薄膜。物质通过血管合体膜的方式（简单扩散、易化扩散、主动转运、胞吞和胞饮等）交换，交换的物质包括 O_2、葡萄糖、氨基酸等胎儿所需的营养物质，也包括 CO_2、尿酸、尿素、肌酐等胎儿代谢产物。

2. 合成、分泌功能

胎盘的合体滋养细胞具有活跃的合成物质的能力，主要合成激素和酶类。合成的激素有蛋白类激素和类固醇类激素两大类。蛋白类激素有人绒毛膜促性腺激素、胎盘生乳素、妊娠特异性 $\beta 1$ 糖蛋白、人绒毛膜促甲状腺激素等。类固醇激素有雌激素、孕激素等，合成的酶有缩宫素酶、耐热性碱性磷酸酶等。

3. 免疫功能

母体免疫耐受主要形成于母亲和胎儿这两种异体组织直接接触的部位——母 - 胎界面。目前认为母 - 胎界面发生的免疫耐受更像是一场母 - 胎之间的免疫对话。在这场对话中，来自胎儿一方的滋养细胞表达胚胎抗原和分泌细胞因子积极逃避母体免疫系统的攻击，而母体蜕膜白细胞的免疫功能发生适应性改变，形成了以固有免疫系统为主的免疫调节机制，以利于胚胎存活，由此蜕膜白细胞在抵抗病原微生物入侵中发挥的作用极为有限。

（1）滋养细胞的免疫功能

①呈递 HLA-G 抗原：当母 - 胎界面遭遇巨细胞病毒感染时，HLA-G 选择性活化细胞毒性 T 细胞（CTL），引起针对巨细胞病毒的特异性免疫应答。但这种免疫反应较弱，可能与 HLA-G 引起的母 - 胎界面 T 细胞的免疫抑制有关。

②合成免疫抑制蛋白：a. 滋养细胞表达 Fas L 分子，与 T 细胞表达的 Fas 分子结合后诱导临近的蜕膜 T 细胞凋亡；

b. 合体滋养细胞表达的色氨酸分解酶 IDO（吲哚胺 2，3- 双氧合酶）可以分解母 - 胎界面的色氨酸，从而抑制该处 T 细胞的增殖；c. 滋养细胞表达补体调节蛋白 MCP、DAF、crry，防止补体对滋养细胞的攻击行为。

③分泌细胞因子：研究认为，滋养细胞能够分泌细胞因子 IL-4、IL-12 等和某些趋化因子 CCL3、CCL2、CXCLl2、CXCLl6 等，促进滋养细胞自身的增殖分化，调节母 - 胎界面局部的免疫耐受微环境，在感染发生时趋化激活母体的中性粒细胞参与免疫反应。

（2）蜕膜细胞的免疫功能

① NK 细胞的免疫功能：NK 细胞是固有免疫应答的重要成分，早孕时的子宫蜕膜存在大量的 NK 细胞，占该处淋巴细胞总数的 50%～90%，尤以 $CD16^-CD56^{bright}$NK 细胞为主。在整个妊娠期 NK 细胞由于受到了蜕膜高孕激素环境和蜕膜基质细胞产生的 IL-15 和催乳素的影响，在表型和功能上发生改变，主要分泌调节性细胞因子，而细胞毒作用受到明显抑制。

② NKT 细胞的免疫功能：NKT 细胞（CDld 限制性恒定 V24V11 自然杀伤 T 细胞）是一类最新被确认的淋巴细胞，它兼具 NK 细胞和 T 细胞的表型却不属于其中任一范畴。这是一类数量极少却在免疫耐受和自身免疫中发挥重要作用的免疫细胞，已经证实具有维持妊娠的作用。人蜕膜组织切片中发现其数量为该处 $CD3^+$ T 细胞的 0.48%，是外周血中数量的 10 倍。它的受体 CDld 主要表达于胎盘滋养细胞，可分泌 Th1 型细胞因子 IFN-γ 和 GM-CSF，其具体功能尚待进一步研究。

③巨噬细胞的免疫功能：蜕膜巨噬细胞通过自发表达

IDO,下调 CD80、CD86 分子表达水平,抑制界面局部 T 细胞的增殖和活化;同时分泌高水平的抑制性细胞因子 IL-10,参与母 - 胎免疫耐受的形成。母 - 胎界面尚存在少量免疫刺激后的成熟树突细胞(CD83$^+$DC),但在局部 IL-4 和 GM-CSF 的高水平抑制下无法增殖。由于树突细胞不仅能对所识别抗原形成免疫无能和耐受,还能够诱导 Th 细胞的分化并决定着它的分化方向(Th1、Th0、Th2),因此,推测它可能也参与抑制界面局部 T 细胞的免疫功能。

④ γδT 细胞的免疫功能:蜕膜处 r8T 细胞的比例较外周血明显上升,而且在异基因妊娠时的数量显著高于同基因妊娠,说明它参与了母 - 胎免疫耐受的有机调控。妊娠时母体外周 γδT 细胞的比例明显上升并处于激活状态,积极表达孕酮受体,并合成孕酮诱导的阻断因子(progesterone induced blocking factor, PIBF), PIBF 通过 JAK/STAT 途径产生淋巴细胞激活信号,促使它产生 Th2 型细胞因子,有利于母 – 胎免疫耐受。

总之,母 – 胎界面的免疫现象包括两方面的内容:一方面是携带父系抗原的胚胎滋养细胞通过多种途径诱导母体对胎儿的免疫耐受;另一方面是母体免疫系统对胚胎抗原的免疫识别及其后的免疫适应。母 - 胎免疫行为的和谐统一对妊娠的维持非常必要,其中任何一方的免疫失衡将导致妊娠失败。

(朱晓红)

第六章　生殖与遗传

第一节　胚胎发育的遗传控制

一、早期胚胎发育的遗传机制

　　个体发育是生物个体发生、发展和变化过程的总称。在有性生殖周期中，多细胞生物体都是由一个受精卵分裂、分化、发育而来的。例如，人体 200 多种可识别的细胞类型，其形态和功能各异，但无一不来自同一个受精卵。这意味着分化发育的遗传基础主要不是基因组的可塑性，而是通过基因在时空上的选择性表达与有序配合，即按特定发育的遗传程序（genetic program）进行的。无论是在胚胎发育还是在胚后发育阶段，遗传因素都起着非常重要的作用。虽然摩尔根早在 1934 年就强调了发育与遗传相统一的重要性，但遗传如何控制发育的问题只是近年来随着分子遗传学的迅速发展才有所突破，并发展为发育遗传学（developmental genetics）。发育遗传学是一门独立的边缘学科，研究的主要内容是生物体胚胎发育过程中基因表达、调控、畸变等遗传学方面的机制。

　　果蝇的发育过程及其基因调控是迄今研究最为深入和清楚的。近年来胚胎发育的遗传学研究资料显示，人和小鼠等高等动物的发育相关基因与果蝇存在很大的同源性，这表明发育的遗传学机制在动物界存在普遍性。与胚胎发育密切相关的基因包括母体效应基因、分节基因、同源异形基因和锌指基因等。

（一）母体效应基因

母体效应基因（maternal effect genes）决定胚胎躯体轴线的建立。根据对果蝇、家蚕等实验动物的研究，发现在卵细胞中首先表达的是来自母体的基因。如 bicoid（bcd）、nanos（nos）、torso（tor）等约 40 个基因，于卵细胞成熟的早期阶段在母体滋养细胞中开始转录，并将转录产物 mRNA 输入卵母细胞，一旦卵母细胞受精，这些 mRNA 即翻译为相应的蛋白质因子，在胚形成时沿前后轴定位于特定位置，决定胚的前后位置和头尾区域。因这些基因属于母体，故称为母体效应基因。母体效应基因的翻译产物为 DNA 结合蛋白，属转录因子类，随后它将激活分节基因的转录。

（二）分节基因

母体效应基因产物对胚胎空间格局施加的影响是通过激活一系列胚胎自身的（合子的）所谓分节基因（segmentation genes）来实现的。分节基因约有 60 个，可分为三大类：体节间隙基因（segment gap genes）、成对规则基因（pair rule genes）和体节极性基因（segment polarity genes）。这 3 组基因也是等级关系，间隙基因控制成对基因，成对基因控制体节极性基因。它们如果发生突变，依次会导致胚胎连续缺失一至多个体节、每两节出现一个缺失，以及每个体节缺失一部分而剩余的部分呈镜像对称重复，其基因名称亦由此而来。受精后约 2.5 小时，一组间隙基因首先被激活并开始转录，从而勾画出胚胎分区的大概轮廓。人类的体节成对基因被称为成对结构域基因（paired box，PAX），已确认 9 组，基因产物为 DNA 结合蛋白，它们大都含有一个 pair 框结构。这些基因的突变将导致某些发育过程的紊乱和畸形。例如，PAX3 的突变可引起 Waardenburg 综合征，表现为眼距宽，部分白化（额白发、虹膜异色、白睫毛、白斑病），有时伴蜗性耳聋。

（三）同源异型基因

同源异型基因（homeotic genes，HOM）被体节极性基因激活，决定每一体节的性质和形态特征，即选择体节向某个方向发育和分化，故也称同源框基因。同源异形基因的突变将导致不同体节的相互转化，造成发育的异常，如在本来该长触角的地方长出腿来，而在应该形成平衡棒的部位却长出第二对翅。

同源框（homeobox，Hox）的发现，是同源异型基因研究中的一个重要事件。最初为了鉴定 Antp 基因在染色体上的位置，制备了该基因的 cDNA，以此为探针进行分子杂交时，发现 Antp cDNA 不仅可以与 Antp 基因编码区杂交，而且也能与相邻的 ftz 基因 DNA 序列杂交，这说明 Antp 基因与 ftz 基因都含有一个共同的 DNA 片段。不久在 Ubx 基因和其他许多同源异型基因中都发现了这个相同的片段，于是把这个共同的 DNA 片段称为同源框（盒）。研究表明，同源框由 180 bp 组成，编码 60 个氨基酸，构成 DNA 结合蛋白的结构域。无论是无脊椎动物还是脊椎动物甚至显花植物中都存在同源框，且编码的氨基酸序列有 80% 左右是相同的，说明控制身体各种形态结构定位的同源异型基因在进化历史的早期就产生了，而且相当保守。通常在哺乳动物中把同源异型基因命名为 Hox 基因，与果蝇的 Hox 基因相对应。

（四）锌指基因

真核生物中与特定的 DNA 序列结合而发挥调控作用的

蛋白质种类较多,主要是各种转录因子。调控蛋白质分子中与 DNA 结合而发挥作用的区域称为 DNA 结合结构域,该区域通常对特异的 DNA 序列具有结合能力。

在转录因子 TF Ⅱ A 的 DNA 结合结构域中,存在着 9 个有规律的正向重复单位。每个单位大约 30 个氨基酸,其中部的 10 个氨基酸都是碱性或极性氨基酸。9 个重复单位构成了该蛋白与 DNA 相结合的 9 个"手指",即锌指结构(zinc finger, ZNF)。典型的锌指蛋白为 C^2/H^2 型,即 Zn^{2+} 离子与 2 个半胱氨基酸残基和 2 个组氨基酸残基形成配位键。另一类锌指蛋白为 C^2/C^2 型,即 Zn^{2+} 离子与 4 个半胱氨基酸残基形成配位键。

锌指蛋白在胚胎发育过程中发挥有重要调节作用。例如,锌指基因 ZNF35,定位于 3p22-p21,长 13 kb,编码的蛋白含 11 个 DNA 结合结构域,在胚胎发育过程中调控特定发育基因的启闭,决定肺和肾的发育,当 ZNF35 缺失时,可导致小细胞肺癌和肾癌。

二、双亲基因组对胚胎发育的重要性

亲代双方的基因组对于维持胚胎的正常发育起不同的作用。单雄生殖(androgenesis)和单雌生殖(gynogenesis)的胚胎分别具有双倍父源或母源表达的基因而失去了另一方表达的基因,生长的结果是 2 种胚胎均不能成活,单雄生殖的胚胎中可见滋养叶生长过度,胎盘发育良好,而胚胎缺如,单雌生殖的胚胎发育良好而胎盘及滋养叶发育不足。在三倍体胎儿中由于增加了一份不同亲代来源的基因组,也有上述类似表现。对于畸胎瘤及完全性葡萄胎的研究也发现两者分别为母源和父源的单亲二体(uniparental disomy,

UPD）。这些结果均说明亲代双方的基因组的功能并不相同，在胚胎的正常发育中两者必不可少，彼此不可替代。父源的基因组主要调节滋养叶的生长浸润及胎盘形成，母源的基因组则主要调节胚胎的生长发育。

某些遗传病的发病年龄和病情与传递致病基因的亲本有一定关系。例如，遗传性舞蹈致病基因定位于 4p16.3。若患者的致病基因来自母方，则发病年龄多在 40 ～ 50 岁，若来自父方，则发病年龄多在 20 岁左右，且病情较严重。

双亲基因组对发育存在不同作用的原因之一是基因组印记，是指一对同源染色体或等位基因之间存在着功能上的差异或活性的差别，即其表达取决于其亲本来源是父方还是母方。其中父源等位基因不表达者，称为父源印记；母源等位基因不表达者，称为母源印记。据鼠动物模型估计有 100 ～ 200 个基因存在印记。基因组印记是哺乳动物正常发育所必需的，也与包括肿瘤在内的许多人类疾病密切相关。

无论是单性生殖的胚胎还是单亲二体的胚胎，对于两等位基因功能相同的非印记基因而言是不受影响的，造成胚胎和胎盘不等发育的原因是等位基因中来自双亲一方的表达基因缺失或来自双亲另一方的印记基因发生印记丢失（lose of imprinting, LOI）。胰岛素样生长因子Ⅱ（insulin-like growth factor 2, IGF2）基因是最早发现的内源性印记基因之一。定位于人染色体 11p15.5，在母源等位基因上发生印记而父源表达，其编码的 IGF2 是重要的促胚胎细胞生长因子，可调节胚胎及滋养叶的生长发育，对于鼠而言，若 IGF2 基因表达异常，会使胚胎着床失败并胎死宫内，幸存胚胎体积也只有正常的 40%。父源 IGF2 的定标性突变会导致侏儒表型,而母源的定标性突变(targeted mutation)则表型正常。

定位于人染色体 7q32 父源表达而母源印记的基因 MEST 也参与对胚胎生长发育的调节,具有第 7 号染色体的母源单亲二体的胚胎表现为宫内及出生后的生长发育迟缓。最近发现 MEST 基因不仅可以加速胚胎的生长而且对成年鼠的中枢神经系统也有明显的作用。父源 MEST 突变的小鼠胚胎虽发育迟缓但可以成活并多产,长大后的雌鼠产后行为异常,不再有胎盘自食现象,并且对新出生的小鼠漠不关心。MEST 基因是第一个提出的对于哺乳动物的行为具有调节作用的印记基因,印记基因对于哺乳动物的调节不仅表现在宫内,对出生后个体也有影响。

基因组印记的机制目前还处于探讨之中。普遍认为印记的形成与 DNA 甲基化(主要是胞嘧啶甲基化)关系密切,而且这种 DNA 甲基化只是特异性地针对一对等位基因中的一个进行修饰。在 Igf2、H19、Xist、ZNFl27 和 SNRPN 等许多印记基因中均观察到了这种甲基化现象。特异性的甲基化修饰对于正常印记基因的形成及表达至关重要,印记基因形成及表达异常,都将导致相应疾病的产生。

第二节　遗传病

遗传病(genetic disease)是指因生殖细胞或受精卵的遗传物质在结构、数量或功能上发生改变,导致个体所患的疾病。遗传病通常分为染色体病、单基因和多基因遗传病。近年来随着医学遗传学的发展,遗传病的范围还包括体细胞遗传病和线粒体遗传病。

一、染色体病

染色体病（chromosome）是指由于染色体数目或结构畸变而引起的疾病,染色体病又分为常染色体病和性染色体病。染色体畸变是体细胞或生殖细胞内的染色体发生的异常改变。

（一）常染色体病

常染色体病（autosomal disease）是指第 1～22 号染色体发生数目或结构异常而引起的疾病。

1. 染色体数目畸变引起的常染色体病

唐氏综合征（Down syndrome）或称先天愚型（mongolism）是人类中最常见,也是最早被确认的一种染色体病。1866 年英国医师 L.Down 首次对此病进行了临床描述,故称 Down 综合征。唐氏综合征主要临床特征是患者有明显的痴呆面容、鼻根低平、眼距宽、眼裂小且外眼角上斜、内眦赘皮、耳小且位低、耳郭畸形、嘴小唇厚、舌大外伸、流涎,故又称伸舌样痴呆;新生儿一般有第三囟门,身体发育迟缓,智力严重低下,缺乏抽象思维能力;约 50％的患儿有先天性心脏病,免疫功能失调,易患肺炎等呼吸道感染;男性患者常有隐睾,有的虽有生精过程,但尚未见有生育者;女性患者部分有生育能力,但其后代半数仍为该病患者。

根据患者核型组成的不同,可分为三种类型,即 21 三体型、嵌合型、易位型。约有 92.5％的唐氏综合征患者属于 21 三体型,即 21 三体综合征（trisomy 21 syndrome）,患者的核型为 47, XX（或 XY）, +21 即患者的第 21 号染色体不是两条,而是三条。此型的发生率随母亲的年龄增高而增高。

2. 染色体结构畸变引起的常染色体病

猫叫综合征（cat cry syndrome,cri-du-chat syndrome ）是常染色体缺失综合征中最常见的病例,本病的群体发病率约为 1/50 000,患儿最主要的临床特征是咽喉部发育不良,在婴幼儿期哭声酷似猫叫,智力低下,生长发育迟缓,小头,满月脸,耳位低,眼距过宽,内眦赘皮,斜视。婴儿期肌张力亢进,并患先天性心脏病。皮肤纹理特点为通贯手,三叉点 t 高位,斗形纹比例高等。患者第 5 号染色体短臂部分缺失,核型为 46, XX（XY）。

（二）性染色体病

性染色体病（sex chromoso disease）是指因 X 或 Y 染色体结构或数目异常所引起的疾病。这类疾病共同的临床特征是性发育不全或两性畸形,有些患者表现为原发性闭经、生殖能力下降或智力较差等特征。在临床上有代表性的性染色体病为性腺发育不全症和先天性睾丸发育不全症等。

1. 性腺发育不全症

性腺发育不全症又称 Turner 综合征（Turner syndrome）,在新生女婴中发病率为 1/3 500 ～ 1/5 000,在自然流产胚胎中发生率高达 7.5%。主要临床特征是出生时低体重,原发性闭经,不育,体矮,内眦赘皮,小额,乳间距宽,至青春期乳腺不发育,性腺条索状,无卵泡,外生殖器幼稚,女性第二性征缺乏。后发际低、蹼颈、肘外翻在本病十分典型。

患者核型一般为 45, X,由于缺少一条 X 染色体,又称为 X 单体综合征（monosomy X syndrome）。发生原因是双亲之一在配子形成过程中发生了性染色体不分离或丢失。对于该病患者在青春期给予雌激素治疗,可以改善第二性征,使身高有一定程度的增加,但一般无生育能力。

2. 先天性睾丸发育不全症

先天性睾丸发育不全（testicular hypoplasia）又称 Klinefelter 综合征（Klinefelter syndrome），发病率约为男性的 1/800。患者儿童期无任何症状，青春期表现为内、外生殖器发育极差，阴茎小、睾丸小或隐睾、精曲小管萎缩，呈玻璃样变性，无精子产生；无胡须、体毛少、喉结不明显、皮下脂肪发达、性格体态均表现女性化趋势，25% 的患者有女性乳房发育；患者身材高，四肢长，一部分智力低下，一部分精神异常。

本病产生原因主要是由于患者双亲之一在生殖细胞形成过程中发生性染色体不分离。绝大多数患者核型为 47，XXY。

由于本病在青春期以前临床症状不明显，常不易在儿童期发现，所以当发现儿童睾丸、阴茎特别小，应考虑进行染色体检查以早期诊断。用睾酮治疗能促进第二性征发育并改善患者的心理状态，具有一定的疗效。

二、单基因遗传病

单基因遗传病（single gene disorder）是指主要受一对等位基因控制而发生的遗传病，因其符合孟德尔遗传定律，故又称孟德尔遗传病（monogenic disease）。单基因遗传病是目前人类发现的病种最多的一类疾病，目前统计的单基因病有 12 680 种，涉及人类的各个组织、系统。

（一）常染色体显性遗传病

常染色体显性遗传病（autoomal dominant disease）是常染色体显性遗传（autosomal dominant inheritance，AD），即位于 1～22 号常染色体上的显性致病基因所致的疾病。在人类遗传中,基因可以用符号来表示,显性性状的基因用大写英文字母表示,如 A;隐性者用小写英文字母表示,如 a。体细胞中的基因是成对的,一对基因彼此相同,如 AA 或 aa,称为纯合子;如果彼此不同,如 Aa,则称为杂合子。纯合或杂合的基因型决定相应的表型。由于各种复杂因素的影响,杂合子可能出现不同的表现形式,因此可将 AD 遗传分为下列几种不同的方式。

1. 完全显性遗传

完全显性遗传(complete dominant inheritance)是指杂合子(Aa)的表现型和纯合子(AA)的表现型完全一样。常染色体显性遗传病的系谱有以下特点:①患者双亲中有一方患病,致病基因由患者亲代传来。双亲都未患病,子女一般不会患病,如果患病可能是新发生突变所致,这种情况在一些突变率较高的疾病中可以看到。②患者同胞中 1/2 将会发病,并且与性别无关,男女患病机会均等。在同胞数少的家庭中看不到相应的发病比例,这时必须观察多个相同婚配方式的家庭后,汇总后能看到相近的发病比例。③患者子代中有 1/2 患病,也就是说患者每生育一次,都有 1/2 概率生出患儿。④本病通常可在一家中连续几代发现患者,即有连续传递的现象。

2. 不完全显性遗传

不完全显性遗传(incomplete dominant inheritance)在常染色体显性遗传中,部分杂合子中的隐性基因也有一定程度的表达,使杂合子的表型与显性纯合子的表型并不完全一致。杂合子(Aa)的表现型介于显性纯合子(AA)与隐性纯合子(aa)之间,其临床症状较显性纯合子轻,这种遗传方式被称为不完全显性或半显性遗传(semidominant inheritance）。临床上以这种方式遗传的性状和疾病有苯硫脲（phenylthiocarbamide，PTC）尝味能力、家族性高胆固醇血症（Familial hypercholesterolemia,FH）、软骨发育不全（achondroplasia）等。

3. 不规则显性遗传

在常染色体显性遗传病中,杂合子个体在不同条件下可以表现为显性,也可以表现为隐性,使传递方式表现出不规则的特征,这种遗传方式称为不规则显性遗传（irregular dominant inheritance）或称为外显不全。显性基因在杂合状态下是否得到相应的表达,常用外显率来衡量。外显率是指在一个群体有致病基因的个体中,表现出相应病理表型人数的百分率。例如,在 100 名杂合体（Aa）中,只有 80 名形成了与基因（A）相应的性状,就认为 A 的外显率为 80%。对于未外显的杂合体（Aa）称为钝挫型。由于钝挫型的存在,使家系中出现隔代遗传的现象。钝挫型的致病基因虽未能得到表达,但仍可传给后代。另外,有些杂合体（Aa）,显性基因 A 虽然能表现出相应的性状,但不同个体之间,可表现出轻重程度的差异。如多指（趾）症,就有多指（趾）数目不一,长短不等的现象。这种杂合体（Aa）因某种原因而导致个体间表现程度的差异,一般用表现度来表示。外显率与表现度是两个不同的概念,前者是说明基因表达与否,是群体概念,后者说明的是在基因的作用下表达程度上的差异,是个体概念。

4. 共显性遗传

共显性遗传（codomimant inheritance）是指一些染色体上的等位基因,彼此间没有显性和隐性的关系,在杂合子中,一对等位基因的作用都得以表达的现象。ABO 血型的遗传即为一种共显性遗传。

复等位基因是指在一个群体中，一对基因座位上的基因不是两种，而是三种或三种以上，但是，对每一个个体来说只能具有其中的任何两个基因。ABO 血型就决定于一组复等位基因（multiple allele）。ABO 血型的基因已定位于 9q34，在这一基因座位上，由 IA、IB 和 i 三种基因组成复等位基因。基因 IA 对基因 i 为显性，基因 IB 对基因 i 也为显性，IA 和 IB 为共显性。基因型 IAIA 和 IAi 都决定红细胞膜上抗原 A 的产生，这种个体为 A 型血；基因型 IBIB 和 IBi 都决定红细胞膜上抗原 B 的产生，这种个体为 B 型血；基因型 ii 则只有 H 物质的产生而不产生抗原 A 和抗原 B，这种个体为 O 型血；基因型 IAIB 决定红细胞膜上有抗原 A 和抗原 B，故为 AB 型血，为共显性。

5. 延迟显性遗传

延迟显性遗传（delayed dominant inheritance）是指有一些常染色体显性遗传病，杂合子基因在生命的早期，致病基因的作用并不表达，达到一定年龄后，致病基因的作用才表达出来。如遗传性舞蹈症（Huntington chorea），杂合子个体在青春期之前无任何临床表现，多数在 30 ～ 40 岁才发病。如果受累家系中某个个体在发病前生育子女，此时由于本人尚健康，不能判断其是否携带有致病基因，因此很难估计其子女的复发风险。

（二）常染色体隐性遗传病

常染色体隐性遗传病（autosomal recessive disease）是指位于常染色体上的隐性致病基因引起的疾病。如白化病、先天性聋哑、苯丙酮尿症、半乳糖血症、先天性肌弛缓等。其遗传方式为常染色体隐性遗传（autosomal recessive inheritance，AR）。

所有的 AR 遗传病，当个体处于杂合体状态时，由于显性基因的存在，致病基因的作用被显性基因决定的性状所掩盖而不能表现，所以杂合体不发病，这种表型正常但带有致病基因的杂合体称为携带者。只有当隐性基因处于纯合状态时，隐性基因所控制的性状才能表现出来，因此临床上所见到的常染色体隐性遗传病患者往往是两个携带者婚配所生的子女。

白化病是一种以皮肤、毛发、眼睛缺乏黑色素为特征的常染色体隐性遗传病。患者只有当一对等位基因是隐性致病基因纯合体 bb 时才发病。当一个个体为杂合 Bb 时，虽然本人不发病，但为致病基因的携带者，能将致病基因 b 遗传给后代，因此患者父母双方都是致病基因的肯定携带者 Bb。

近亲婚配是指两个配偶在 3～4 代之内有共同祖先。常染色体隐性遗传病发病的前提是夫妇双方带有同样的致病基因，近亲婚配由于存在共同祖先，可能会从共同祖先分别传递来相同的基因，因此基因相同的可能性比随机婚配高，他们的后代因两个相同隐性基因相遇而产生患儿的可能性明显增大。

近亲婚配隐性基因纯合效应是指由于近亲婚配使共同祖先中的一个隐性基因在后代某一个体中加倍纯合的现象。近亲婚配隐性基因纯合的概率和血缘关系远近程度相关。

可见常染色体隐性遗传病家系有以下特点：①双亲表型都正常，但都是致病基因的肯定携带者；②患者同胞中约 1/4 患病，男女发病机会均等；③系谱中看不到连续遗传的现象，病例呈散发性；④近亲婚配时，后代复发风险增高。

（三）X 连锁显性遗传

控制一种性状或疾病的基因位于 X 染色体上,其性质是显性的,这种遗传方式称为 X 连锁显性遗传（X-linked dominant inheritance, XD）,符合此种遗传方式的疾病称为 X 连锁显性遗传病（XD inheritance disease）。目前所知的 X 连锁显性遗传病有几十种,如抗维生素 D 性佝偻病、遗传性肾炎、色素失调症、局部皮肤发育不全症、口面指综合征 I 型等。

这类遗传病在女性个体中的发病率高于男性,这是因为在女性的细胞中有两条 X 染色体,其中任何一条 X 染色体上一旦带有某种显性致病基因都会出现相应的遗传病。而男性的细胞中只有一条 X 染色体,相对来说男性的发病机会只有女性的 1/2。但女性患者的病情较男性轻。其原因之一是女性患者多数为杂合子,其中正常的等位基因可以起到功能补偿作用。

X 连锁显性遗传病系谱的特点是：①人群中女性患者多于男性患者,前者的病情可能较轻;②患者的双亲中至少有一个患有同样的疾病,如果双亲都没有这种疾病,则子代一般不会发病;③男性患者的后代中,女儿都患病,儿子都正常;④女性患者的后代中,儿子和女儿各有 50% 发病的风险;⑤系谱中可以看到连续几代都有患者出现。

（四）X 连锁隐性遗传

X 连锁隐性遗传（X-linked recessive inheritance, XR）是指某种性状或疾病受 X 染色体上的隐性基因所控制。

人类的红绿色盲就是 X 连锁隐性遗传病（XR disease）的典型病例。患者不能正确区分红色和绿色,这决定于 X 染色体上 2 个紧密相连的隐性红色盲基因和绿色盲基因,一般将它们综合起来考虑,总称红绿色盲基因。在我国男性红绿色盲发病率为 7%,女性红绿色盲发病率为$(0.07)^2=0.49\%$。如果用 b 代表红绿色盲的致病基因,则用 B 代表相应的正常等位基因。

男性色盲患者与正常女性婚配,儿子都正常,女儿都是携带者;女性色盲基因携带者与正常男性婚配,后代中儿子将有 1/2 的概率发病,女儿都不发病,其中 1/2 的概率为携带者;女性色盲基因携带者与男性患者婚配,后代中女儿将有 1/2 的概率发病,1/2 的概率为携带者,儿子将有 1/2 的概率发病。

从上述例子可以得出男性的致病基因只能从母亲传来,将来只能传给女儿,不存在从男性向男性的传递,即父传女,母传子,该遗传现象称为交叉遗传。

X 连锁隐性遗传病的系谱特点如下:①系谱中男性患者多于女性患者,即男女发病机会不均等,说明遗传与性别有关;②双亲无病时,儿子可能发病,女儿则不会发病;③如果女性是患者,其父亲一定也是患者,母亲是携带者或患者;④由于交叉遗传男性患者的兄弟、姨表兄弟、舅父、外祖父、外甥、外孙等可能是本病患者,其他亲属不可能是患者;⑤由于男性患者的子女都正常,故可见隔代遗传现象。

(五) Y 连锁遗传病

如果决定某种性状或疾病的基因位于 Y 染色体,并随 Y 染色体而传递,以这种传递方式的遗传称为 Y 连锁遗传(Y-linked inheritance, YL)。Y 连锁遗传病(YL disease)的遗传方式比较简单,全部表现为从男性向男性的传递,即父传子、子传孙,系谱之中仅有男性患者,所以又称全男性遗传(holandric inheritance)。外耳道多毛症是一种典型的 Y 连锁遗传病,该病患者青春期后外耳道中长有黑色长毛,成丛生长,有 $2 \sim 3$ cm 长,常可伸出耳孔之外。

三、多基因遗传病

人类的许多遗传性状或遗传病,如耳垂的有无、短指症、白化病以及红绿色盲等,都是由一对基因决定的。但是人类也有一些遗传性状或遗传病,遗传基础不是一对等位基因,而是两对或多对等位基因。每对基因之间没有显性与隐性之分,而是共显性,这些基因的每个成员对遗传性状形成的效应都是微小的,称为微效基因(minor gene)。但是许多对相关微效基因的作用可以累加起来,则具有累加效应(additive effect),这些基因也称为累加基因(additive gene)表现出来的性状为多基因性状。多基因性状的形成,除受微效基因的作用外,还受环境因素的影响,其中遗传基础所起作用的大小称为遗传度。这两种因素结合决定性状的遗传方式称为多因子遗传(multifactorial inheritance),由这种遗传方式决定的疾病称为多因子病(multifactorial disease, MF)。多基因病包括先天畸形和成年常见的疾病。常见的先天畸形有唇裂、腭裂、先天性心脏病等,成年的常见疾病有糖尿病、原发性高血压病、动脉粥样硬化、冠心病、自身免疫疾病、老年痴呆、精神分裂症、类风湿关节炎等。

与单基因病相比,多基因遗传病的遗传特点是家系中没有明显的传递规律,表现有:①发病有家族聚集倾向,但无明显的遗传方式,由于多基因病发病有一定的遗传基础,常常表现出家族聚集倾向,患者亲属发病率高于该病的群体发病率,但绘成系谱后分析,又不符合单基因病的任何一种遗传方式,患者同胞的发病率为1%～10%。②患者亲属的发病率随亲缘关系的疏远而迅速下降,并向群体发病率靠近,这一特征在发病率低的疾病中表现更为明显。例如,唇裂 ± 腭裂的群体发病率为0.17%,患者一级亲属(父母、子女以及同父母的兄弟姐妹)的发病率为4%,患者二级亲属(叔、伯、姑、舅、姨、祖父母、外祖父母)的发病率为0.7%,患者三级亲属(表兄妹或堂兄妹)的发病率为0.3%。随亲缘关系的递减,发病率迅速下降,但不是直线式的,尤其是一、二级亲属之间的下降幅度尤为明显。③有些多基因病的发病率有种族(民族)差异。④近亲婚配时子女发病风险增高,可能与多对基因的累加作用有关。

(朱晓红)

第七章 性别决定与分化

人类胚胎的性决定和性分化由三个彼此独立又密切相关的阶段组成。每一独立的性别分化阶段都受阶段特异因子的控制,按严格规律循序渐进。它包括染色体性别、性腺性别和表型性别。在正常情况下,染色体性别调节原始性腺的分化方向,性腺性别又决定了表型性别的分化。性决定是染色体性别的形成和对原始性腺发育的控制,染色体性别的形成在于精子和卵子结合的瞬间,染色体性别调节原始性腺的分化有多个基因的参与。性分化是性腺的器官形成过程,有 50 个以上的基因参与,包括细胞因子、肽类激素、类固醇合成酶和受体基因等。

如果没有睾丸决定基因的主动诱导,未分化的性腺原基有发育为卵巢的固有倾向,生殖管道和尿生殖窦的女性方向分化不依赖于任何一种性激素,缺乏睾丸或睾丸无功能的胎儿都会出现中肾旁(Müller)管的衍生器官子宫和输卵管,卵巢的存在与否并不是必要的条件,因此,表型性别的分化是睾丸分泌的激素介导的。

第一节 性别决定与调控

人类的男女之别的生物学性别的决定与划分是以细胞生物学和分子遗传学为基础的极为复杂的生物医学科学的

重要内容。性别可分为染色体性别、性腺性别、表现型性别三种。染色体性别从精卵融合之时即已确定。如果精卵是异配子相结合而形成 46, XY, 其遗传性别为男性。如精卵是同配子相结合而形成 46, XX, 则为女性。男性性腺是睾丸, 女性为卵巢, 并以相应的外生殖器而表现为正常男性或女性。鉴于性分化和人的社会性的复杂性, 可出现三种性别的不一致, 甚至在三种性别完全一致的情况下也可出现社会性别与生物学性别之间的矛盾。

一、染色体性别的调控

人类的染色体性别是由性染色体决定的, 即由含 Y 染色体精子在受精的同时决定的。Y 染色体是男性性别的决定因子。46, XX 虽是正常女性, 但 X 染色体并非性别决定因子, 因为无 Y 染色体的 45, X 患者是女性表现型, 但其卵巢发育不全, 呈索条状。只有 46, XX 才是正常女性, 并有正常的卵巢功能。反之, 47, XXY、48, XXYY、48, XXXY 或 49, XXXXY 各种核型异常的患者都是男性表现型, 只是其精子发生出现障碍。研究证明: Y 染色体是睾丸决定因子, 多一条以上的 X 染色体将导致精子发生障碍但不影响性别; 46, XX 是卵巢发育成熟并具有正常卵巢功能的必要条件。

X 染色体是卵巢分化与发育正常的决定因素, 而不是睾丸决定因子, 但 X 染色体携带众多参与男性性别分化的基因, 对男性性别分化起着关键影响。在 X 顶端同样存在一个 "假常染色体" 基因片段, 它与 Yp 顶端的同一片段同源; 在 Xp 的 "假常染色体" 片段近着丝粒端的众多基因中也有一个锌指蛋白基因, 称 X 锌指蛋白基因 (ZFX), 其编码的393 个氨基酸中有 383 个同 ZFY 同源, ZFX 能同 ZFY 探针进行杂交。位于 Xp "假常染色体" 片段上的这些直接参与男性性别分化的许多基因,可逃避 X 染色体的灭活而同 Yp 的同一片段进行交叉互换。此外,Xq 上有至少 150 个以上的与男性性别分化无直接相关的 X- 联基因,但也有 AR 基因和防止矮小基因,这些基因的异常,往往反映在性别分化异常病的临床表现上。因此,Y 染色体虽不是性别分化中决定全部男性化的唯一因素,但在性别分化中起睾丸决定作用,是睾丸的 "组织者"。

二、表现型性别的调控

人表现型性别受众多因素的调控与影响。这些因素包括:① Y 染色体的睾丸决定因子(TDF);②睾丸分泌的三种激素:睾酮(T)、双氢睾酮(DHT)和抗 Müller 管激素(AMH);③睾丸自体激素产生细胞的反应性;④三种激素靶细胞或组织的灵敏性与受体的反应性;⑤三种激素合成酶的功能。这些因素中的任何一种出现异常,均可导致相应的性别分化异常表现,影响表现型性别过程的机制,都受到复杂的遗传因素的调控。Y 染色体调控原始性腺分化成睾丸;睾丸合成并分泌参与表现型分化的雄激素,可能因位于常染色体上甾体合成酶基因的缺陷而缺乏,如各种先天性肾上腺皮质增生;X 染色体上的雄激素受体基因突变而对激素不反应;常染色体或 X- 联隐性遗传的 AMH 合成障碍或功能异常等众多因素。

(一)睾丸决定因子(TDF)

人 Y 染色体含 5×10^4 kb DNA,其中 60% 位于其长臂(Yq 的异染色体区 Yql2);其短臂(Yp)约含 1.3×10^4 kb DNA DNA。迄今为止,Y 染色体已被克隆 200 个 DNA 序列。有

人将 Y 染色体人为地分成 7 个间区（interval），Yp 由远向近端分 3 个间区，Yq 常染色质区为第 5 和第 6，无精子因子（AZF）位于第 6 间区。而异染色质区为第 7 间区。在 XY 染色体短臂最尖端的一个很小的片段称为责任性交换区，又称"假性常染色体"配对交换区，不包括在 Y 染色体间区图谱之中。但是，由于所用的探针不同，7 个间区的界限可能不一致，而且随着 Y 基因分离的日益增多，每个 Y 间区可能按所含的基因而进一步分为更小的片段，称为亚间区（subintervals）。有人用 30 个常用的 Y-DNA 探针将位于 Yq11 的第 6 间区分为 14 个亚间区，并对 Yq11 的 14 个亚间区内核型结构异常与一些外阴两性畸形或不育男子的临床表现，在分子水平上进行了分析，在基因水平上明确了这些病人的诊断。人的 Y 染色体有以下显著特点：① Yp 含 TDF 和其他基因；②正常人 Yp 大小及长度恒定不变，而 Yq 的长度则有很大的波动；③ Yq 远端极易被荧光染料奎纳克林（quinacrine）着色而显示若干条荧光亮带，但因 Yq 长短波动很大，其荧光亮带大小也有很大的波动；④生殖细胞在第 1 次减数分裂之前必须进行 XX（女性）和 XY（男性）各两条染色体之间的配对互换。两条 X 染色体之间的配对互换机制与常染色体一样，是在着丝点附近，并在第 1 次减数分裂时分离，形成同源染色体。但 XY 染色体配对互换区不在着丝粒附近，而在 XY 短臂顶端很小的区带上，称为"责任交换区"。XY 染色体此区的 DNA 有极高的均一性，所以又称为"假性常染色体配对互换区"。当 XY 配对互换之后复制的片段被均匀地分开在纺锤体上。每个精母细胞经两次成熟分裂，而遗传物质只复制一次而减少一半，又称减数分裂，故在第 2 次减数分裂时产生 4 个只有 X 或 Y 的单个染色体的精子。其中两个精子含 X 染色体,另两个是 Y 染色体,但在某些情况下,XY 互换可能出现性反转和易位,导致性别分化异常和精子功能异常而不育的个体。例如,在减数分裂过程中,X-Y 配对交换时两条 Yp 含突变的 Td 片段分别被转移到 X 和 Y 染色体上,结果产生的 4 个精子中有 2 个精子是正常的人 Y 精子,而另两个 Y 和 X 精子却变成含突变基因的 X Sxr 和 Y Sxr 的异常精子。当 4 个精子与相应的卵子结合后则生产 2 个正常的 XX 和 XY 子代及两个均分化为有睾丸的 XX Sxr 和 XYSxr。

原始性腺分化成睾丸或卵巢受 Y 染色体制约已被公认,但有关 Y 染色体调控性分化的机制,则有以下多种学说和理论。

1. 原始性腺的髓质优势

按此理论,原始性腺由形态上截然不同、功能上相互拮抗的两种组织成分组成。皮质诱导物刺激皮质,抑制髓质而分化为睾丸。自从 1959 年 Y 染色体被证实为睾丸决定因子之后,这一理论演变为 Y 染色体使髓质占优势,从而决定睾丸的分化。无 Y 染色体存在的情况下,皮质占优势,原始性腺分化为卵巢。但这一理论与两种性腺分化的时间过程不同步而相矛盾,睾丸的分化先于卵巢约 6 周左右。

2. 睾丸组织诱导物

1973 年,Jost 观察到 1 例男女两性双胞胎儿,其中女孩表观为女假两性畸形,在其卵巢组织中含有生精小管,Müller 管完全萎缩,内、外生殖器官轻度男性化,阴蒂增大。其原因被认为是同其男性双胞胎共享同一血液之故,根据这一观察和上述"优势"学说难以解释睾丸与卵巢分化在时间上不同步的矛盾。Jost 认为,未分化性腺在早期受来自男性基因的"诱导物"通过局部作用机制引起原基组织睾丸化,而睾丸的分化受睾丸内细胞产生的不是雄激素的睾丸组织者(testicularorganizer)的控制。

3. 睾丸决定因子

TDF 位于 Y 染色体短臂。1966 年, Jacobs 等在分析人 Y 染色体结构异常的基础上得出结论,负责睾丸分化的基因位于 Yp 上,因为 Yq 荧光片段丢失(Yq—), Yp 等臂染色体 i(Yq)的异常结构和 Yp 及 Yq 各丢失最远端片段 A、H 而形成的环状染色体(Yr),均不干扰正常睾丸的形成和发育成男性个体。因为上述三种染色体虽然结构异常,但却保留了 TDF,故均分化为有睾丸的男性。然而,若干例 Yq 等臂染色体 i(Y 中因 Yp 缺失)而失掉 TDF,从而影响了睾丸的分化,并导致外生殖器的女性化。所有的这些事实均支持睾丸决定基于 Yp 靠近着丝粒。

4. H-Y 抗原不是 TDF

雄性细胞表面有一组织相容抗原(histocompatibility antigen)并与 Y 染色体共存,故名曰 H-Y 抗原。1979 年, Ohon 等人提出, H-Y 抗原是睾丸分化的决定因素。按此理论, H-Y 以类似激素的作用方式,通过与其睾丸特异受体结合,直接作用于胚胎生殖嵴,使其分化为睾丸,并抑制卵巢的分化。这一理论的主要依据是,在 46, XY 正常男人和外生殖器有不同程度女性化,包括完全型睾丸女性化的 XY 男假两性畸型, 46, XX 和 46, XY 或 XX / XY 嵌合体核型的真两性畸形患者,以及性染色体嵌合体核型的混合型性腺发育不良和有睾丸的 45, X 男性患者,其血液中 H-Y 抗原水平都是高的,而且其浓度在 XXYY 的患者比 46, XY 的正常人高1倍。所以不论染色体核型如何，只要H-Y抗原阳性，原始性腺将分化为睾丸。因此，长期以来人们将H-Y抗原看成是位于Y染色体上的睾丸决定因子（TDF）。但是，一些46，XY有睾丸的小白鼠与人，其H-Y抗原却是阴性。另一方面，已发现数10例H-Y抗原阳性的46，XY无性腺综合征患者。这些难以用H-Y抗原理论解释的事实，使人们越来越对H-Y抗原是TDF的观点提出疑问。随着TDF研究的进展，H-Y抗原是TDF的学说已被放弃。现已证明，TDF位于Yp，而不在Yq。既然H-Y抗原基因已被在Y染色体上鉴定，其编码的蛋白质是Sertoli细胞分泌，其受体蛋白仅在睾丸内存在，所以这一细胞表面具有结构功能的蛋白质必然对男性生殖具有特异性的作用。有人推测，H-Y抗原可能在生精小管的形成中发挥某种作用。

5. 睾丸决定因子位于Yp

1987年，Page等在一组染色体为46，XX，而表现型为男性的患者中发现他们XX染色体中的一个X上携带着来自Y染色体TDF的新片段。删除分析法表明，这一决定睾丸分化的片段位于Yp的第一间隔区，靠近XY配对互换区。进一步分析发现，其中1例XX男性患者X染色体携带的Y片段序列却位于XY配对互换区之外1A1和1A2的间隔区之间，而另1例Y与常染色体易位的女性患者的染色体恰好缺乏1A2和1B而成为女性表现型。显然，TDF必然位于Yp的1A2，分离和克隆这一由140 kb DNA组成的片段含有一个编码锌指蛋白（zinc fingerprotein）的基因（ZFY），最可能是TDF的基因。但另外3例XX男性和1例XX中性的染色体均不含ZFY，而1A1片段呈阳性，因而分化为有睾丸的不容置疑的男性表现型，只是前3例的睾丸功能不正常而已,说明 ZFY 并非 TDF 的基因,后者必然位于 1A1 片段。尽管 ZFY 不是 TDF,但因其编码基因位于 Yp,靠近 X-Y 配对交换区,所以这一基因现已被广泛应用于检测 Y 染色体短臂片段缺失或易位的探针,为在分子生物学水平上诊断性别分化异常病提供一种有效手段。1990 年,Sinclair 等在 1A1 片段的 60kb DNA 中发现 1 个单一拷贝基因,称为 Y 染色体性别决定区(sex determining region of the Y, SRY)。这一发现显然同 Page 报道的 1 例常染色体易位并被声称确有完整的 1A1 片段的女性患者相矛盾。如果位于 1A1 片段的 SRY 的确是 TDF,则该女性患者为什么没分化、发育成男性呢? 原来这一女患者在 Y 染色体同常染色体易位的同时恰恰也丢失了含睾丸决定基因的 1-V 片段,因而缺乏 SRY 而分化为女性。Sinclair 的发现,不但同 Page 报道的这例 Y 一染色体易位并 1A1 片段缺失的患者不相矛盾,反而阐明了 Page 报道的病例分化为女性表现型的原因。

(二)常染色体和 X 染色体基因

除了 SRY 基因外,还有其他常染色体和 X 染色体基因参与睾丸生成的级联反应。

1. WT-1 基因

Wilms 肿瘤抑制基因,定位于 11p13,含 10 个外显子,在外显子 5 和 7 有两个交互剪切位点,因而可产生 4 种不同的 mRNA 转录产物。WT-1 是一种转录因子,在胎儿的肾脏间质和性腺原基以及成人的塞托利(Sertoli)细胞和颗粒细胞有表达。WT-1 基因剔除小鼠模型和同型合子突变都会影响肾脏和性腺的发育,性腺停滞在胚胎早期阶段,类似 45, X 综合征的条索状性腺,这些事实证明 WT-1 基因参与了性腺原基的早期分化。

2. SF-1 基因

类固醇生成因子 -1（steroidogenic factor-1）是一种孤儿核受体，与甲状腺激素 - 类固醇 - 视黄醇受体超家族同源，对垂体分化、类固醇激素（细胞色素 p450 基因的组织特异性表达）和 MIF 合成起关键作用。在胚胎第 9d 小鼠的生殖嵴、类固醇生成细胞、垂体促性腺细胞和下丘脑有表达。基因定位于 9q33，基因剔除小鼠无论是雄性或雌性都是雌性表型，性腺和肾上腺缺如。人类尚无 SF-1 基因缺失的例证。

3. SOX9 基因

含有 SRY 样 HMG 盒的常染色体基因，定位于 17q24.3～25.1，在发育中的睾丸有表达，特别是 Sertoli 细胞，可能是在睾丸分化级联反应中 SRY 基因作用的下游起关键作用。

4. 9p24 和 10q26.1-ter

46，XY 个体的常染色体 9 短臂缺失和 10 长臂缺失可引起性腺发育不全和两性畸形，推测在这两个区段存在影响睾丸器官生成的基因，但是具体的基因尚未被克隆出来。

（三）卵巢器官生成的相关基因

X 染色体的剂量敏感性性反转基因（dosage-sensitive sex reversal on the X chromosome, DSS），定位于 Xp21, 160 kb，与 DAX-1（X 基因 1 的先天性肾上腺发育不全关键区）基因位点重叠。46，XY 个体 DSS 位点复制可引起性腺发育不全和女性表型（性反转），而 DSS 缺失则不影响睾丸的分化。46，XX 个体 DSS 复制卵巢发育不受影响，上述事实提示 DSS 对卵巢分化可能起重要作用。

此外，45，X 和 X 短臂或 X 长臂缺失的患者卵巢发育能启动,但是卵细胞不能进行减数分裂,没有卵泡形成,结果卵细胞变性退化,引起性腺发育不全。说明从卵细胞的减数分裂到排卵,两条 X 染色体的存在是必需的,控制卵巢分化的基因存在于两条 X 染色体上,但是相关基因尚未确定。46, XX 型家族性性腺发育不全是常染色体隐性遗传,提示某些常染色体基因对卵原细胞有直接或间接的作用,决定了卵巢的器官生成。促卵泡激素(FSH)受体基因的同型合子失活突变亦可引起卵巢发育不全。

(四)生殖管道分化的决定因素

人的遗传性别及成熟后的生殖功能,受性染色体和常染色体的调控。男性的生殖管道和外生殖器的分化与发育,则取决于胚胎睾丸分泌的三种激素及其作用的完整性。Jost 在兔胚胎生殖管道未分化之前切除原始性腺,并将含 T 胶囊埋植在腹腔内,发现去势动物(雄性和雌性)的中肾管(Wolff 管)分化为雄性附属性腺,同时出现外生殖器的男性化。这一试验证明,上述两个过程是雄激素依赖或介导的,但 Müller 管却并不萎缩,用抗雄激素制剂环丙孕酮乙酸酯(cyproterone acetate)对抗雄激素作用导致 Wolff 系统不分化和严重的外阴两性畸形;然而,Müller 管的萎缩却照常进行而不受雄激素的影响。这一试验表明:①睾丸的存在是胚胎早期生殖管道的原基组织分化成男性生殖管道的决定因素;②睾丸分泌的雄激素决定 Wolff 管和生殖器的正常分化;③睾丸分泌另一种不同于雄激素的活性物质导致 Müller 管的萎缩,这一活性物质已被证明是抗 Müller 管激素。

1. Müller 管

抗 Müller 管激素(anti-Müllerian hormone, AMH)是睾丸 Sertoli 细胞分泌的一种糖蛋白激素,其分子量为 145 kDa。

含 13.5% 的糖类的二聚体,成熟的颗粒细胞也能分泌 AMH。AMH 是分泌于局部,只在局部引起 Müller 管萎缩。如果只有一侧睾丸分泌 AMF、而对侧无该激素,只引起分泌此激素的一侧 Müller 管萎缩,对侧不萎缩并分化成输卵管半个子宫和半个阴道上部。在一侧是睾丸、另一侧是卵巢的真两性畸形的 Müller 管残存综合征患者可见到这类内生殖器分化异常的表现。AMH 诱发 Müller 管萎缩先于 T 对 Wolff 管的促分化作用。人胚 Müller 管萎缩始于第 8 周并于第 9 周完成。

2. 睾酮

Wolff 管的分化和外生殖器的男性化是 T 依赖过程。最近研究表明,14.5 天的大鼠胚胎能产生 T,先于胚胎对 LH 反应能力出现之前,大鼠胚胎睾丸 LH 受体出现于 15.5 天,在 17.5 ~ 18.5 天之间 LH 受体显著增多,与 T 促使 Wolff 管分化的最大效应同时相。T 对附属性腺的原基组织的分化向介于原始性腺的间充质与上皮组织的相互作用。间充质本身在胚胎及生后具有雄激素受体活性和在胚胎期诱导上皮形态发生和细胞分化。在性别分化的早期 Wolff 管无 5α- 还原酶活性,故其早期的男性化不需要 DHT 的参与,在前列腺、输精管和精囊腺形成之后才出现 5α- 还原酶的活性产物 DHT,后者在胚胎外生殖器官的分化与发育中起关键作用。

（五）外生殖器官分化的决定因素

DHT 是雄性外生殖器官分化的决定因素,它是在泌尿生殖窦和泌尿生殖结节之中的 5α- 还原酶作用于 T 的代谢产物,先天性 5α- 还原酶缺陷和抗雄激素综合征患者,因缺乏 DHT 或对雄激素不敏感,外生殖器出现不同程度的男假两性畸形或完全的女性表现型。

第二节　性别分化

一、原始生殖腺的形成与分化

　　原始生殖腺包括生殖上皮、上皮下方的间充质和原始生殖细胞（primordialgerm cells，PGCs）三大不同部分。前两者来自于胚胎第 5 周时形成的生殖腺嵴（genital ridge）。人胚第 5 周时，中胚层的尿生殖嵴中部出现一条纵沟，将其分为内、外两部分，内侧部分短而细，为生殖腺嵴；外侧部分长而粗，为中肾嵴。生殖腺嵴的表面上皮增厚称为生殖上皮，生殖上皮下方即为上皮下方间充质，二者之间无基膜分隔。生殖腺嵴的生殖上皮向其下方间充质增生形成许多不规则的细胞索，称为初级性索。PGCs 来源于卵黄囊壁的内胚层细胞。也有人认为，PGCs 来自于迁至卵黄囊壁的原条外胚层细胞。在迁移过程中，PGCs 不断进行有丝分裂，第 12 天时，几乎所有 PGCs 迁移完毕，细胞总数达 20 000 ～ 25 000 个（图 7-1）。而在人胚第 19 ～ 22 天，PGCs 开始出现于卵

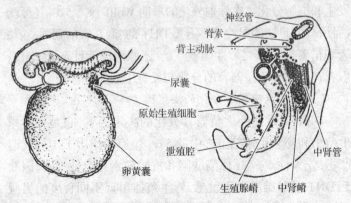

图 7-1　原始生殖细胞的发生和迁移

黄囊壁,于第 25 天沿背系膜陆续向生殖腺嵴方向移动,于 42 天到达并定居于生殖腺嵴,为初级性索所包围(图 7-2)。

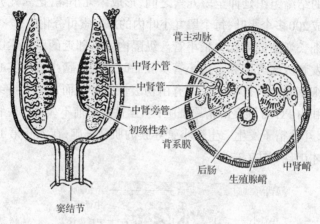

图 7-2 原始生殖腺的形成

PGCs 迁移并最后终止于生殖腺嵴并大量增殖的原因可能有二:其一是肠系膜上皮分泌的纤黏蛋白(fibronectin)与 PGCs 表面的整合素(integrin)相互作用,使 PGCs 产生变形运动;其二为生殖腺嵴能释放一些趋化因子,吸引 PGCs 迁移并终止于生殖腺嵴。而 PGCs 的大量增殖,被认为与 C-kit 及其配体 SLF 有关。

二、睾丸与卵巢的分化

(一)睾丸的分化

人胚第 7 周,原始生殖腺向睾丸分化时,初级性索增殖,并与表面的生殖上皮分离,而与 PGCs 结合形成睾丸索。第 8 周时,生殖上皮与睾丸索之间的间充质形成一层很厚的白膜。白膜的出现是原始生殖腺向睾丸发育的一个重要标志,随着睾丸的不断增大,其与退化的中肾分开,形成了睾丸系膜,白膜的结缔组织在睾丸后缘增厚,形成睾丸纵隔;纵隔内的结缔组织延伸至睾丸索之间,形成睾丸小隔,把睾丸分隔成200多个小叶,每个睾丸小叶内的睾丸索可分化成1～4个细长弯曲的袢状生精小管。纵隔内及其邻近的睾丸索以后发育成睾丸网和直精小管。胚胎时期的生精小管为实心的细胞索,含两类细胞,即有由初级性索分化而来的支持细胞和由 PGCs 演变的精原细胞;直至性成熟前不久才产生管腔,开始精子发生。生精小管界膜的肌样细胞,在人胚第 17 周才出现(图 7-3)。

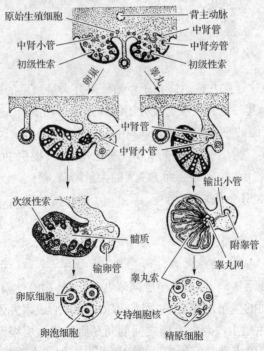

图 7-3　睾丸与卵巢的分化

　　分散在生精小管之间的间充质分化为睾丸间质及间质细胞。在 hCG 的作用下,间质细胞在人胚第 8 周时出现,并分泌雄激素。此时的间质细胞为分化前型,主要特征是胞质中滑面内质网和线粒体开始增加,而粗面内质网减少。间质细胞的出现标志着睾丸发育的开始。胚胎第 9 ~ 14 周时,转化为分化型间质细胞;15 ~ 18 周时,睾丸间质细胞发育为成熟型,其数量明显增加,占睾丸体积一半以上,并具有旺盛的合成分泌雄激素能力,形成了胚胎时期雄激素的分泌高峰。随后,间质细胞变性退化。

　　睾丸原来位于腹腔的后上方,在以后的胚胎发育过程中,逐渐下降,直至进入阴囊内,此为睾丸下降。睾丸下降可分为两个阶段:人胚第 2 个月时,睾丸下降约 10 个体节;至人胚 3 个月初,睾丸位置在腹股沟管上口附近,并保持至人胚 28 周,此为第 1 阶段。其时,腹膜沿腹股沟管向阴囊方向突出形成一盲囊,即睾丸鞘突(testicular vaginal process),同时体壁肌肉及筋膜也随之伸入阴囊。随后,睾丸通过腹股沟环,沿着腹股沟管继续下降,越过耻骨缘,多数于人胚 7 ~ 8 个月,少数在出生后 1 周岁以内进入阴囊,此为第二阶段。由于腹股沟管围绕精索收缩,连接鞘膜腔与腹膜腔的狭窄通道逐渐关闭,一般在出生时或出生后不久便消失。若此通道不能关闭,一部分肠襻可以由此降入阴囊,引起先天性腹股沟疝。若一侧或两侧睾丸在 1 周岁以内仍未能降入阴囊,停留在腹腔或腹股沟管内,称为腹腔型或腹股沟型隐睾。

　　关于睾丸下降的学说有很多,目前,多数学者认为:睾丸下降是机械力量包括睾丸引带的牵拉、腹腔内压力及头侧悬韧带退化和激素共同作用的结果。其中,睾丸引带起关键性作用。睾丸引带是一种由未分化的间充质组成的长索状结构。其头端连接睾丸及附睾,尾端在睾丸下降之前或早期,位于腹股沟处,与未来的阴囊并无结构上的直接联系;在睾丸下降的中晚期,引带尾端才连接于阴囊深部。由于睾丸鞘突的形成,睾丸引带被分成三部分:①固有睾丸引带,为鞘突脏层所悬吊,包括腹内和腹外两部分;②鞘膜部分,为引带围绕鞘突壁层的部分;③下鞘突部分,指未被鞘突所侵犯的引带尾端(图7-4)。

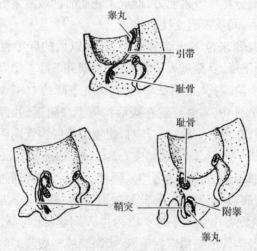

图7-4 睾丸下降

在胚胎发育过程中,可能由于不同激素的阶段性作用,睾丸引带经历了增生(out-growth)阶段和退化(regression)阶段两大形态学变化,这些变化对睾丸下降是完全必需的。

1. 睾丸引带增生

在引带发育过程中,由于构成引带的间充质细胞不断分裂增殖,以及细胞外基质主要是透明质酸类糖胺多糖大量合成、增加,引带逐渐变长,使之越过腹股沟外环而深入至阴囊；同时，引带的直径也在不断扩大。至人胚 24 周时，引带直径已接近睾丸大小，而腹股沟管内固有睾丸引带的直径增加，导致了腹股沟管扩张，为睾丸最后顺利通过准备了有利条件。

实验表明，雄激素对睾丸引带增生不具调节作用。睾丸分泌的一种低分子量物质下降素（descendin）和雌激素可能调控睾丸引带的增生。下降素的结构不同于目前已知的生长因子，且它的分泌也不依赖于雄激素。下降素可以使睾丸引带的间充质细胞分裂、增殖，刺激引带增生。与下降素相反，雌激素能使引带的细胞外基质减少，抑制引带增生。

2. 睾丸引带退化

睾丸引带的间充质细胞减少；水解酶增加致透明质酸水解，细胞外基质降解，从而导致睾丸引带退化。退化主要发生于固有睾丸引带及下鞘突部分，并且这两部分最后转化为睾丸固有韧带和附睾韧带。睾丸引带的退化与雄激素有关。

总之，睾丸分泌下降素，而下降素可使睾丸引带增生，形成了男性化的腹股沟管。因为睾丸鞘突的形成，腹腔内压力可由之传递给睾丸引带；睾丸引带便牵引睾丸离开腹腔，进入腹股沟管并使之继续下降。通常的下丘脑、脑垂体和睾丸轴调节间质细胞分泌雄激素，雄激素诱导睾丸引带退化；而引带退化和腹腔内压力增加促使睾丸进一步下降至阴囊。

（二）卵巢的分化

在无 Y 染色体的条件下，由于不存在 TDF，生殖腺分化为卵巢（图 7-3）。人胚卵巢的分化比睾丸晚 6～7 周。胚胎的性染色体为 XX 时，含有原始生殖细胞的表面上皮增生，向深层间充质内又一次长出许多含有原始生殖细胞的上皮索，称次级性索（secondary sex cord）。而原来的初级性索则逐渐退化消失。约在第 16 周,次级性索与表面上皮脱离,成为一个个细胞团,即原始卵泡。卵泡中央是原始生殖细胞分化来的卵原细胞,周围是表面上皮分化来的一层扁平的卵泡细胞,其外为间充质分化来的膜细胞。表面上皮与次级性索脱离后,变为单层立方上皮,覆盖在卵巢表面,它和卵巢系膜表面的间皮相连。卵巢分化的第一个标志是第一批卵泡出现于卵巢的中区。男性发育中性腺的生殖细胞均无减数分裂。减数分裂只在青春期时开始,其启动机制不清,但可能受分裂诱导物(MIS)与减数分裂抑制物(MPS)的相对浓度的调节。不同于男性胚胎的生殖细胞仅有减数分裂,女性胚胎的生殖细胞的首次减数分裂出现于第 3 个月左右,首先是靠中肾附近卵巢中区基底部的卵原细胞进入减数分裂。而位于卵巢周边的生殖细胞直到第 8 个月才进入减数分裂。调节女性胚胎期卵原细胞减数分裂的机制不清,可能同男性一样,受局部产生的 MIS 的启动,但被 MPS 或卵母细胞成熟抑制物(OMl)终止于双线期或双染色体期(diplotone)。

三、生殖管道与外生殖器的分化

(一)生殖管道的分化

人胚第 6 周时,男、女两性胚胎都有两套生殖管道,即中肾管(又称 Wolff 管)和中肾旁管(又称 Müller 管)。胚胎性分化后,若生殖腺分化为睾丸,则中肾旁管退化,中肾管发育,其头端增长弯曲为附睾管,中段变直成为输精管,尾端形成射精管及精囊腺,而与睾丸相邻的中肾小管演变为睾丸的输出小管。尿生殖窦的中下段形成男性尿道前列腺部及膜部并长出前列腺。若生殖腺分化为卵巢,则中肾管退化,中肾旁管发育形成输卵管、子宫和阴道的一部分（图 7-5、图 7-6）。

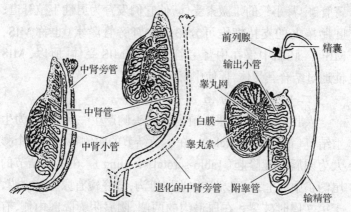

图 7-5　男性生殖管道的演化

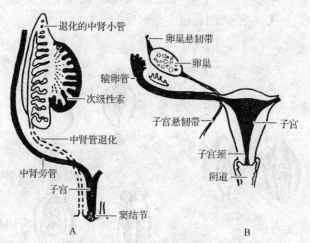

图 7-6　女性生殖管道的演化

在胚胎发育过程中,胚胎生殖管道和外生殖器的自然分化方向是向雌性发育。而生殖导管之所以能向男性分化,关键在于睾丸的存在,以及睾丸能发挥其正常功能。在生理条件下,胚胎睾丸的间质细胞能分泌雄激素,雄激素结合于中肾管、中肾小管的雄激素受体,使它们发育为男性生殖管道;胚胎睾丸的支持细胞可分泌抗中肾旁管激素(也称 MIS、MIF)。胚胎中仅在中肾旁管上存在 MIS 受体,所以,MIS能通过结合其受体,促使中肾旁管退化。

(二)外生殖器分化

人胚第 5 周时,尿生殖窦膜的头侧产生一突起,称为生殖结节(genital tubercle)。在生殖结节的两侧各发生一个膨大为阴唇阴囊隆起(1abio-scrotal swelling)。在生殖结节的尾侧正中线上有一浅凹,称为尿道沟,沟底覆有尿生殖窦膜,于第 7 周时破裂。在尿道沟的两侧,阴唇阴囊隆起内侧,有一较小的隆起为尿道襞(urethal folds),此为中性期的外生殖器,至人胚第 6 周时,已完全形成(图 7-7)。

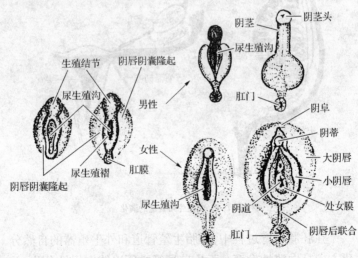

图 7-7 外生殖器的演化

人胚第 7 周,睾丸间质细胞分泌的雄激素,经外生殖器原基和尿生殖窦的细胞内高活性的 5α- 还原酶的作用,转化为双氢睾酮(DHT)。在 DHT 作用下,生殖结节伸长为阴茎,生殖结节中的间充质分化形成阴茎海绵体和尿道海绵体。尿道海绵体远端膨大为龟头。尿生殖窦的下段伸入阴茎形成尿道海绵体部并开口于尿道沟。不久,尿道襞由尿道沟近侧逐渐向阴茎远侧融合,并在其表面形成一融合线,即阴茎缝。这样,尿道外口逐渐移向阴茎头,最后移位于龟头顶端。龟头处形成一皮肤反褶,称为包皮。阴唇阴囊隆起移向尾侧,相互靠拢合并,在中线处形成阴囊,阴囊表面留有合并的痕迹,即阴囊缝。

若性腺为卵巢,无睾酮分泌,生殖结节分化为阴蒂,生殖皱褶分化为小阴唇,生殖隆突分化为大阴唇。人胚第 9 周时,尚不能区分性别,至第 10 周时已可分辨性别了(图 7-7)。

(胡捍卫)

第八章　生殖健康与性

"生殖健康是指生殖系统及生殖功能和生殖过程所涉及的一切身体、精神和社会等方面的健康状态,而不仅仅指没有疾病和不虚弱"。

生殖健康不只是生殖系统或生殖过程没有疾病或不适,而是指贯穿终生的一系列状态、事件和过程。保障生命和威胁的状态共同组成了生殖健康。相对任何健康状况,社会、心理和生理因素在生殖健康中的相互联系显得更为紧密。

第一节　人类的性生理

从性幼稚状态和不能生育的儿童,转变为性成熟的青年,这一发育过程称性成熟过程,也称青春期(adolescence),青春期是人类的第二次发育,生理及心理上都有急剧的变化,其标志为生殖系统的发育完善,并具有生育能力。青春期的开始与结束个体年龄差异较大并和种族、遗传、营养、气候、社会、文化等密切相关。世界卫生组织将青春期年龄范围定为 10 ～ 24 岁,我国一般把青春期年龄范围定为 10 ～ 20 岁。分为三个阶段:10 ～ 12 岁为青春前期,女孩,出现月经初潮、男孩睾丸发育,出现首次遗精是进入青春期的标志;13 ～ 16 岁为青春中期,又称性征发育期,在身高剧增的同时,生殖器官及第二性征发育成熟,由于内分泌功能活跃,使其产生性骚动；17岁之后为青春后期,其特征是性器官发育完全成熟,体格形态发展也完全成熟。女性的青春期要比男性早大约两年,持续的时间相差不大。女孩青春期,从10～12岁开始到17～18岁,男孩青春期从12～14岁开始到18～20岁。

青春期生理上的发育主要表现在两个方面：①体格与多系统的发育；②以第二性征为表象的性成熟。伴随这些生理变化,在心理和行为上也会出现明显的改变。青春期中发生的这一系列变化都和性腺激素的分泌增加有直接关系,而性腺激素分泌的增加又是在下丘脑、垂体、性腺以及肾上腺皮质间的相互作用下实现的。

一、性成熟的表现

青春期发育的特殊表现在形态、功能、性器官、第2性征等方面发生的巨大变化,尤其是生殖系统在青春期的迅速发育,并逐渐达到成熟。

（一）青春期的一般变化

1. 形态变化

青春期前,儿童每年增高3～5 cm。青春期身体增长非常明显,少的每年增高6～8 cm,多的可达10～12 cm。一般女性长到18岁左右,骨化才完成,体形才算定局。多数女孩在身高激增高峰后一年开始月经初潮,月经初潮后增长速度逐渐慢下来。一般青春期的体重每年增长5～6 kg,多可达8～10 kg。女孩要比男孩长的矮些,轻些。9～10岁是女孩的激增阶段,这一阶段女孩一般比同龄的男孩高。14岁左右,男孩的身高体重又超过同年龄的女孩,而且差距越来越大,最后形成成年男子身体较高,肩部较宽,而成年女子身体丰满,臀部较宽的不同体态。

2. 生理功能

以肺活量与握力为代表,随着年龄的增加而上升,但到青春期肺活量增大很快,10 岁儿童的肺活量为 1 400 ml,到青春期 14 ～ 15 岁时,就增加到 2 500 ml,20 岁左右的青年可达到 4 800 ml 左右。

3. 神经系统的变化

进入青春期后,脑、神经的功能就迅速完善,神经细胞进一步分化和成熟,思考和理解能力进一步加强,对事物的反应能力提高,能掌握较广泛的知识技能,脑的记忆能力得到加强,能较连贯、有条理地记事。由于青春期生长发育快,脑的兴奋性比较大,情绪容易激动,也容易疲劳。

(二)性发育

青春期阶段,由于体内性激素的作用,男女内外生殖器的发育出现快速增长。男性睾丸体积迅速增长:从未发育前的 1 ～ 3 ml,增大到成人的 12 ～ 20 ml;睾丸曲精小管的管腔形成,精原细胞开始分裂,产生精子;阴茎的长度与周径明显增加,并出现男性阴毛、胡须、腋毛、喉结。女性性成熟首先是女性生殖器官的发育成熟,其次是第二性征的出现。女性的卵巢及子宫在青春期之前一直保持着幼稚状态,卵巢极小表面光滑,子宫小,宫体与宫颈比例为 1:2。青春期发育过程中,卵巢增大。卵巢表面由于卵泡发育排出、黄体的生成而变得凸凹不平。子宫迅速增大,尤其是宫体明显,这时宫体与宫颈比例变为 2:1,而且子宫的总的长度增加一倍;同时阴道增长、变宽、黏膜增厚,黏膜分泌物的 pH 由中性变为酸性;阴阜隆起,阴毛成倒三角的分布;大阴唇变肥厚。小阴唇增大伴色素沉着。第二性征有乳房增大、腋毛出现,脂肪在体表重新分布。

1. 下丘脑 - 垂体 - 性腺轴的成熟

青春期开始后，在中枢神经系统的影响下，下丘脑 - 垂体功能逐渐成熟，下丘脑分泌的 GnRH 量的增加，促进腺垂体合成和释放 FSH 和 LH。随着 FSH 和 LH 分泌量的逐渐增加，就引起了青春期的一系列变化。因此可以说下丘脑 - 垂体的分泌增加，对青春期的生理变化起着启动的作用。

下丘脑 - 垂体分泌功能的成熟，不仅和性腺激素的反馈调节有关，还受中枢神经系统其他部位的控制和调节。青春期的开始伴有血浆促性腺激素的显著增加和波动，这是下丘脑 – 垂体分泌机制对低浓度性腺的负反馈作用敏感性下降的结果。在儿童期，下丘脑 - 垂体的分泌功能，对性腺激素的负反馈作用的敏感性较高，低水平的性腺激素就可抑制下丘脑 GnRH 的分泌，使垂体促性腺激素的分泌维持在低水平，这又决定了性腺激素低水平的分泌。临近青春期，由于下丘脑对性腺激素负反馈作用的敏感性开始降低，结果 GnRH 和垂体促性腺激素的分泌增加，于是刺激性腺发育并使性腺激素的分泌增加，因而出现了青春期的一系列变化。由于下丘脑对性腺激素的敏感性下降，促性腺激素开始在较高的水平释放，因而促性腺激素分泌增加，并刺激其他靶器官发育。

2. 青春期的内分泌变化

青春期开始，促性腺激素的分泌除显著增加外，另一特点是分泌呈现明显的昼夜波动。这种波动与睡眠有关，当睡眠时促性腺激素出现脉冲式的释放高蜂。

男孩的青春期可能主要是垂体 LH 的分泌增加引起，LH 的分泌增加促进睾丸体积增大，随之睾丸间质细胞分泌的睾酮量也增加。

女孩青春期的出现主要是由于 FSH 的分泌增加,而 LH 升高则出现较晚。卵巢对水平逐渐增高的 FSH 发生反应,增加雌二醇的分泌,当雌二醇的水平足以刺激乳腺发育时,就进入了青春期。以后雌二醇继续升高,当它达到一定的水平,并对 FSH 的分泌产生抑制性影响时,它本身的分泌也继之下降。于是引起子宫撤退性出血,出现月经初潮。

3. 肾上腺皮质的作用

不论男女儿童,肾上腺皮质分泌的雄激素自 7 ～ 8 岁开始均逐渐增加,直到 13 ～ 15 岁。肾上腺皮质功能的初现约发生于性腺发育前 2 年,人们设想,肾上腺皮质分泌的雄激素可能对青春期的发动有影响,但尚无实验证据。临床可见性功能不全的人,在青春期年龄仍能生长阴毛和腋毛,而肾上腺皮质不足的女性,则几乎没有阴毛和腋毛,可见女性青春期的阴毛与腋毛的发育与肾上腺皮质的功能有关。

二、性行为与性反应

人体受到精神上或肉体上的性刺激,性器官和其他部位就会出现一系列生理变化,称为性兴奋。性行为是指在性兴奋的基础上,两性发生性器官的接触或结合即性交的过程,或虽无性接触,但与性器官有联系的活动。

（一）性兴奋的反应

1. 男性性兴奋

男性性兴奋反应除心理上的性感活动外,主要表现是阴茎勃起和射精。

（1）阴茎勃起

男性在受到性刺激发生兴奋时,阴茎可迅速胀大、变硬并挺伸起来,这一现象称为勃起。勃起是在神经控制下,由于阴茎发生了血流动力学的变化而形成的一种生理现象。阴茎勃起是维持男性性功能的重要环节之一。阴茎勃起可能的原理有：

①血管垫松弛的主动过程：动脉血管垫松弛使血管对动脉内压力和血流速率的阻力减少，而静脉血管垫收缩则可进一步强化阴茎的勃起作用。

②动脉血管扩张的被动过程：或主动与被动过程同时发生，动脉血管扩张使阴茎窦状隙系统内的动脉血流量增加，使阴茎体积增加并促使阴茎海绵体内压力增高。

③动静脉交通支关闭的主动过程：可防止血液直接从动脉系统经由交通支排进静脉，从而使血液在阴茎海绵体内潴留。

④海绵体组织及小梁平滑肌松弛的主动过程：阴茎海绵体平滑肌的弹性在控制阴茎勃起和松弛状态的血流动力学方面起着重要的作用。包绕窦状隙的小梁内的平滑肌的松弛可造成窦状隙空间的扩大和阻力降低，联合动脉灌注的增加，将造成窦状隙空间的最大限度的扩张，这使得静脉阻断机制得以发挥其重要功效，限制血液从海绵体的流出，并使海绵体内压力不断增大。

⑤静脉血管瓣膜关闭或调节的主动过程：可防止压力不断增加的情况下的血液流失量的不断增加。

⑥血管伸直的被动过程：可促进血流和保持压力。在射精或中断性刺激后阴茎勃起的终止，是以阴茎螺旋动脉和窦状隙的平滑肌紧张性增加为标志，这导致动脉流入血量降低到基础值，而且窦状隙的体积也减小，从而促成静脉排放所需要的条件。

实际上，在阴茎的勃起和疲软反应过程中，上述的诸多机制可能都在不同程度上起作用,是一种多因素参与和调节的过程。

（2）射精

射精是男性发生性高潮的主要特征。精液由阴茎射出体外称为射精。射精是通过生殖管道各部分协调的动作来完成的。包括 3 个生理过程:

①因附睾、输精管的平滑肌按一定顺序收缩,将精子由附睾压至尿道,在此精子与前列腺、精囊腺的分泌物精浆混合。

②膀胱括约肌收缩,封闭了膀胱与尿道的通路,以防止精子进入膀胱或尿液进入尿道。

③将后尿道的精液经尿道外口射出体外,这是靠阴茎基部的坐骨海绵体肌和海绵体的收缩实现的。

射精过程中由于上述有关肌肉的节律性收缩,可使男子感到一种强烈的快感,因而使兴奋达到高潮。在射精时如以上收缩顺序发生紊乱或膀胱括约肌未同时收缩,精子则可能进入膀胱而不由尿道射出,这叫逆行射精。

射精完全是一种反射动作,传入冲动来源于阴茎头,由阴部神经传入。基本中枢位于脊髓下部胸腰部,因而在一些较高位脊髓横断的病人,仍能完成射精动作。所以射精是由腹下神经和阴部神经共同支配的反射活动。

中枢神经系统的高级部位对射精反射有明显的控制和调节作用,目前认为,射精活动受脑内儿茶酚胺和 5- 羟色胺系统调节,前者为射精的激活系统,后者为抑制系统,正常的射精活动有赖于这两个系统的协调。

2. 女性性兴奋

女性性兴奋反应主要是阴道润滑外阴,阴蒂勃起和出现性高潮。

（1）阴道润滑作用和高潮平台

女性在受到性刺激后，阴道开始渗出一种稀薄的黏性液体。这些液体是由血管滤出的，阴道壁上有丰富的血管网，在性兴奋时，阴道壁的血管充血，因而导致液体的滤出。滤出的液体可由阴道流至外阴部，使外阴湿润，其作用是润滑阴道和外阴部，以利性交的进行。

由于阴道外 1/3 部发生显著充血，结果可使阴道口缩窄，阴道的这一反应称为"高潮平台"。在阴道口收缩的同时，阴道内 2/3 部分却发生扩张，同时宫颈和子宫体抬高，因而内段阴道反而变得宽松，有利于性交的进行和精液的容纳。

（2）阴蒂勃起

女性的阴蒂在发生上和功能上和男性的阴茎类似，神经支配也基本相同。阴蒂是女性的性感受器，阴蒂尤其是阴蒂头上有丰富的感觉神经末梢，通常认为是女性性器官中最为敏感的部位。在性兴奋时，阴蒂可因充血而发生膨胀，勃起，使阴蒂的敏感性升高。刺激阴蒂不仅能使性兴奋加强，而且可使女性达到性高潮和获得性快感。

（3）性高潮

当外阴部和阴道，主要外 1/3 受到的刺激达到一定程度后，可使女性性器官出现一种类似男性射精时的极度兴奋状态，即性高潮。此时，阴道、会阴及骨盆的肌肉会突然出现不可控制的节律性收缩，同时出现一些全身性反应。

阴蒂的兴奋与性高潮有密切关系，单独对阴蒂进行机械性刺激可引发性高潮。但阴蒂对性高潮的发生并非不可缺少的因素，因为在阴蒂切除的女性，有的性高潮不再来临，但有的可自然地发生性高潮。

心理因素对女性性高潮的来临有明显影响。女性的情绪不佳或对环境感到不安时,性反应往往可降至为零,即不出现性兴奋或不会达到性高潮。据调查,女性一生从未体验或很少出现性高潮的人并不在少数。其原因大多不是器质性障碍,而是因心理性因素或缺乏性知识所致。

女性性高潮不易出现的另一原因,和女性性器官的神经分布有关。女性性器官对机械性刺激的敏感度以阴蒂最高,小阴唇次之,然后是阴道前庭和大阴唇,而阴道的感觉神经分布却不丰富,因此对机械性刺激的感受性也迟钝。

(二)性反应周期

Masters 等将性兴奋的过程分为四个阶段:兴奋期(excitement stage)、平台期(platform)、高潮期(orgasmic)和消退期(resolution)。虽这种划分是人为的,而且存在着个体、时间和环境间的差异,但仍有助于理解和分析性活动过程中体内出现的生理学变化。

性活动过程中,由兴奋到平台中段,一般是性器官自结合之前的互相爱抚阶段,也是双方进行感情交融阶段;平台后期和高潮期通常是发生在性器官结合的过程中;消退期为性器官脱离结合阶段。

性活动过程中性反应的周期变化可用反应曲线来表示,由曲线可知,男女的性反应有明显的不同,男性的每个性反应过程大体相同,即兴奋期和平台期后必然出现一个高潮期(射精),然后迅速进入消退期。而女性的性反应却非常复杂多变,如兴奋期可像男性那样迅速,也可十分迟缓,或停顿,因而可以两段或三段的形式发展到平台期。平台期也可像男性那样平稳发展,也可在波动中数次接近或达到高潮期。女性在一次性活动过程中,即可体验到数次性高峰和性快

感,也可不出现性高潮,而由平台期进入消退期(图 8-1、图
8-2)。

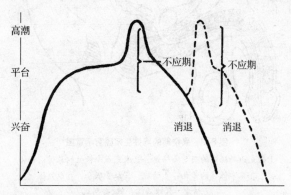

图 8-1　男性性反应周期

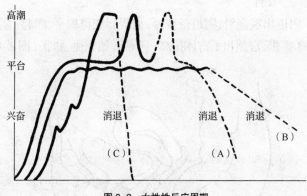

图 8-2　女性性反应周期

1. 兴奋期

(1)男性

阴茎勃起,阴囊皮肤开始变得平滑,并向上提而变得扁
平,此外因提睾肌收缩,使精索缩短、睾丸提升并因充血而开
始增大(图 8-3)。

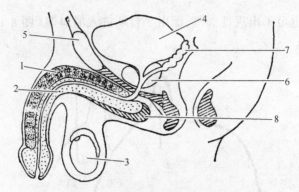

图 8-3　兴奋期的男性生殖器官示意图
①未充血而松弛的阴茎海绵体　②未充血而松弛的尿道海绵体
③正常低位的睾丸　④膀胱　⑤耻骨联合　⑥前列腺
⑦精囊　⑧球海绵体肌、会阴肌

（2）女性

阴道出现润滑，阴道壁变厚，大阴唇变得扁平、膨起；阴道内 2/3 扩张，宫颈和子宫体抬高；阴蒂开始充血、膨胀（图 8-4）。

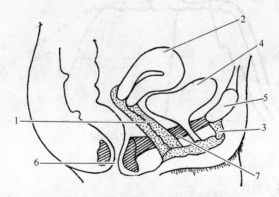

图 8-4　兴奋期的女性生殖器官示意图
①干燥、塌陷的阴道　②正常盆腔位置的子宫
③腹侧悬挂着的阴蒂　④膀胱　⑤耻骨联合
⑥肛门　⑦耻骨尾骨肌、球海绵体肌

2.持续期

进入兴奋期后,如有效刺激仍然存在并能进一步强化,在性高潮来到之前即表现为平台期的变化。平台期的持续时间差异很大,早泄的男子,这一期可十分短暂;也有异常延长迟迟不发生射精的情况。在女性,平台期的时间差别更大,一般短的平台期可预示一个也特别强的性高潮。

（1）男性

阴茎头直径增加并因静脉充血而颜色变深;睾丸进一步充血变大,此外尿道口有少量黏液流出,这是尿道球腺的分泌物,可对尿道和阴茎头有润滑作用（图8-5）。

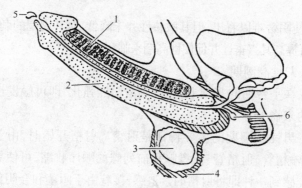

图8-5　持续期的男性生殖器官示意图
①已充血而勃起的阴茎海绵体　②已充血而勃起的尿道海绵体
③充血和体积增加以及上升与会阴平行的睾丸　④阴囊肉膜增厚和收缩
⑤高度性兴奋时尿道外口溢出少量清澈黏液　⑥分泌黏液的尿道球腺

（2）女性

阴道外1/3出现高潮平台,但阴道润滑作用有所减弱,阴道内2/3进一步扩张,阴茎和子宫体充分抬高;大阴唇因充血而颜色加深,称"性皮肤"变色,前庭大腺分泌黏液;在本期,阴蒂发生收缩反应,阴蒂头和体均向耻骨联合退缩,由于阴唇充

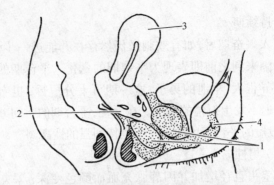

图8-6 持续期的男性生殖器官示意图

①阴道周围组织充血肿胀形成高潮平台 ②气球状和有渗出液的阴道
③从盆腔升起的子宫 ④临近高潮之前旋转和收缩阴蒂

血,使阴蒂难以看出,但其敏感性并未降低,对其周围的刺激,仍可提高其兴奋性并促使性高潮来临(图8-6)。

3. 性高潮期

在平台期的基础上,如性刺激已经强化,即可触发性高潮的来临。

男性高潮期的主要特征是射精。射精开始时,由于附睾、输精管、射精管、精囊腺和前列腺的顺序收缩,可使男子首先感到一种即将射精的紧迫感,接着由于阴茎和会阴部肌肉的节律性收缩,将精液射至体外(图8-7)。

女性的性高潮以子宫、阴道和会阴部的肌肉发生节律性收缩为特征(图8-8)。

4. 消退期

男性在性生活中一旦进入高潮而发生射精后,随之进入消退期,并立即出现一个性反应的不应期阶段。此时对性刺激不再发生任何反应,因而也不能再继续维持原先的兴奋状态。处在不应期的男性,一时间性欲完全消失,并在一段时

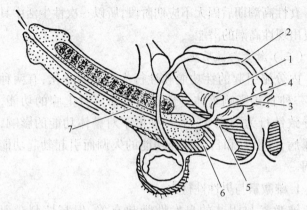

图8-7　高潮期的男性生殖器官示意图

①前列腺　②输精管　③精囊均收缩并集合精液　④尿道球部　⑤会阴肌
⑥球海绵体肌节律收缩、阴茎搏动和精液射出　⑦尿道及其球部同时收缩

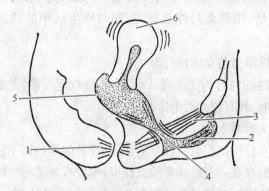

图8-8　高潮期的女性生殖器官示意图

①会阴肌　②球海绵体肌　③耻骨尾骨肌节律性收缩
④高潮平台的节律性收缩　⑤同时收缩的的阴道　⑥子宫

间内不能出现性兴奋和发生勃起,因此男性在一次性生活过程中只能出现一次性高潮和发生一次射精。不应期的持续时间,一般为30分钟左右,但有个体差异,与年龄也密切相关,年龄越大不应期越长。

女性高潮期后因无不应期阶段,所以一次性生活中具有反复出现性高潮的潜能。

（三）激素与性功能

内分泌引起的性功能和性行为方面的变化,有两种情况,一种直接影响垂体－性腺或垂体－肾上腺的功能,因而导致性行为的改变;另一种由于对整体功能的影响,如糖尿病,因血管和自主神经功能的失调而引起勃起功能的失调。

1.雄激素与男性性行为

雄激素与阴茎的自发性勃起有关,但与性刺激引起的勃起似乎关系不大。因为性刺激引起的勃起过程主要是在中枢神经系统的参与和控制下完成的。总之较明确的看法是,雄激素与性欲有关,而与性生活中的勃起关系不大。

2.性激素与女性性行为

女性的性行为受生理状况、社会与心理因素、夫妻关系等的影响,并有较大的个体差异。

（1）雌激素

对女性可能有刺激性欲的作用,性欲的维持则不能缺少雄激素的存在。月经正常的女性中,未发现血浆雌二醇水平与性行为有明显相关性。但每日口服 50 μg 乙炔雌二醇,可使绝经期妇女的性欲、性高潮的频率和阴道润滑作用均有提高。雌激素与雄激素混合使用对维持绝经妇女的性行为方面也常常是有效的。

（2）孕激素

孕激素可能有抗动情作用,这可以解释在经前期（黄体晚期）由于孕激素的下降,性欲有一定程度增高的现象。

（3）雄激素

睾酮水平在排卵前后达到较高峰值的女性,在整个月经周期性活动的频率,比相应的睾酮水平较低的女性要高。另外,睾酮水平高的女子,阴道对性刺激的敏感性较高。

外源性雄激素对卵巢和子宫被切除而提前绝经的妇女,可加强其性欲的强度和性幻想的频率,但这是在使用大剂量雄激素后产生的。雄激素对女性的主要作用可能是对性的启动,而不是对性行为的本身。其启动作用可能是通过提高靶器官对性刺激的敏感性,并使这些器官作好接受刺激的准备而实现的。

3. 催乳素对性行为的影响

催乳素对男女两性的性功能及性行为均有明显的影响。在男性高催乳素血症(多由垂体瘤以及精神抑制药引起)可致性欲下降,阳痿和射精困难,也发现有女型乳房、溢乳、肥胖、多脂、体毛减少及小睾丸等现象。在女性,高催乳血症可引起月经失调、溢乳和不育,但性功能的障碍并不多见。

催乳素可能是通过抑制 GnRH 分泌而起作用的。此外睾丸间质细胞上存在催乳素受体,所以催乳素对睾丸间质细胞的影响,可致睾酮水平的下降。

4. 外激素

许多动物的性行为和嗅觉有关。这种具有性吸引力的化学性联系媒介,称为外激素(pheromone)。动物的外激素是易挥发的脂肪酸降解产物,可对嗅中枢起抑制作用。在人类,嗅脑已进化为嗅球,但最近有报道,外激素在人类中也是存在的。因而推测,外激素对人类的性活动可能也有一定的影响。但尽管如此,在中枢神经系统和精神活动高度发达的人类,外激素在性活动中不可能起多大的作用。

第二节 人类的性心理

像人的许多行为一样,人的性行为不像动物那么单纯,人的生物性渗透着社会性。性心理不仅受到生理活动的影响,并且受到社会环境的制约。一个人的性心理是随着自身性生理的逐渐成熟,在特定的社会环境影响下形成的。性心理在人的一生中并非一成不变,可以随着阅历、环境变迁、家庭关系等相关影响因素的变化而变化。男女在不同年龄阶段性心理活动的差异、常态男、女性性心理及性行为总有一定的基本规律或基本特征。

人类性行为的重要特征是受到性心理的支配,而性心理的形成条件是性生理。性生理性心理以及性行为三者相互影响,达成一种共济的状态。性心理活动对性行为的影响是多方面的,它包括认知、情绪和意志三个过程。

一、性心理形成过程

1. 认知活动

认知活动(cognitive activities)是人从环境中接受信息刺激而获取知识和应用知识的活动过程,包括:感觉(sensation)、知觉(perception)、记忆(memorization)、想象(imagination)和思维(thinking)等。一个有正常生理功能的人不时通过自己的眼睛、耳朵、鼻子、舌头、皮肤触觉等器官接收周围客观事物信息的刺激,对事物形成各种初级概念,这就是感觉,如事物的形状、发音、气味、味道、温度等等。感觉使人们了解事物的个别属性,但是并不了解事物具有意义的整体属性。知觉则是在感觉的基础上将各种片面、单独的信息有机地组合起来构成对事物的完整认识,在大脑中进一步理解、分类、储存。男女之间的认识就是从外表开始的。尽管一见钟情的大有人在,但是希望自己能够永远留在对方的心中还必须深刻地互相了解对方,不断交流,形成美好的记忆。事物的感知印象在大脑中有意或无意地储存和再现的活动就是记忆,记忆是经验的积累。将感觉到的事物进行分类、组合,在大脑中形成一种新事物的过程就称想象。性幻想就是性想象,想象超越了感知觉的局限,让人勾画出各色各样的虚实世界。思维则是探索事物内部规律、本质及与其他事物联系的心理活动。

年轻漂亮的女性容易引起男性的注意,尤其是夏天到来的时候女性半遮半露的装饰更加引起男性无限联想。有些男性在欣赏女性的同时也希望得到女性的注意,这是两性接触的第一步。两性相识、相亲、相爱、相许的增进是认知活动深化的过程,这种深化认识也不都是一帆风顺,也可能停留在某一认知层次而已。

女性的自我认知中有着积极的心理品质,如敏锐、细致、耐心,但也必须看到,自我认知的不准确往往影响与制约着女性性心理的发展,如很多平凡的女性的自卑情结影响到恋爱选择、性生活及婚姻;由过分关注体貌引发的自我焦虑、抑郁、负性情绪等。女性可以通过自我接纳来建立良好的自我认知。

2. 情绪活动

情绪活动(Mood activity)是人对客观事物的态度体验以及相应的心身变化。人有喜、怒、哀、乐以及自豪感、自卑感等多种情绪和情感,生活中许多事情可以直接或间接地影响人的情绪态度,在人与人之间情绪和态度又可以互相影响,情绪可以影响事物发展的方向从而改变结局。男女关系及性行为同样受到情绪的影响。夫妻性爱之前必须营造一个温馨、容易激发性欲的气氛,才能提高性爱质量。

女性相对于男性而言,情绪更易受到遗传因素、生理因素和社会环境因素的影响。在内分泌活动的旺盛期,女性的情绪变得相对容易冲动,如经期前的情绪低落、敏感、烦恼、易发脾气等。从社会环境看,成熟女性的社会角色具有多重身份、多重压力,烦事多了,情绪自然会受到影响,再加上女性生理特点因素,有时会出现情绪失控。失控的情绪带入夫妻生活中,就会产生负性效应。性欲产生往往取决于性交前的数分钟,好心情容易促使两性的结合。所以,调适心境,掌控好自己的情绪在性心理及性行为的形成中应值得重视。

3. 意志活动

意志活动(activity of will)是依主观意愿排除障碍和克服困难以实现预定目的的心理过程。人在客观现实的过程中,认识客观事物和产生情绪的同时也还经常按照自己的意愿来影响和改造客观现实。意志力的内涵体现在它的独立、果断、坚定和自制能力等方面。男性和女性的性欲望与性冲动是一种正常生理现象与心理现象,由于性表现有其社会属性,因此对待性欲望的表现或流露需要"见机行事",将生理需求置于意志的掌控之中。青年应该更多地接受意志的考验和选择,这种意志的考验来自对自己、对他人、对家庭、对社会的种种责任感。

二、性心理状态

在不同的时间或条件下,人的心理活动具有不同的状态。所谓性心理状态(sexual mental status),是指性心理活动所具有的独特状况和相对稳定的性质。人的性心理状态既可以自我觉察，也可以毫无觉察，其反映的性心理活动水平可以是兴奋的、抑制的、稳态的、应激的等等。

性心理活动水平除了受性生理的影响之外，情绪、人格、动机、性格、配偶情况等也对性心理状态产生影响。年轻人处在身体迅速发育的巅峰时期，性激素的分泌形成性欲的猛烈递增，容易出现性亢奋而陷入追求性享乐的状态，这是年轻人共有的倾向。但是在不同环境条件下可以呈现不同的性心理状态，性心理状态可以在外来因素影响或自我调节下改变。

临床上发现有一些性欲亢奋的已婚男人在经历一场外遇之后出现性功能障碍的病状，这是因为外遇之后这些人的性心理活动进入一种自责和自我惩戒的心理状态。也就是性心理的低迷状态在一定程度上影响性功能。在经过一段冰冻时期后，通过心理调节，并对过去的错误进行理性的反省，找回往日的感觉，重新摆正妻子在心中的位置之后，性功能才能恢复原来的状态。

性心理状态的自我调整是性功能障碍治疗中的一个重要手段，譬如功能性不射精的治疗。功能性不射精的主要特点是性交时病人不能射精，但在睡梦中可出现遗精，或者在清醒状态下采用较强烈的手淫刺激时能诱发射精。常见病因就是性心理负担较重，如担心配偶对性交不满足、担心配偶怀孕、对性交环境心存顾虑等。治疗不射精疾病，医生往往需要通过心理疏导以及病人妻子的协助来提高病人对情欲的激发能力。

三、性行为

性心理活动是一种精神现象，除了当事人之外，旁人难以察觉。由于人的性心理与性行为有着密切的联系,因此,性心理学的研究必须研究人的性行为(sexual behavior),通过观察人的性行为来研究人的性心理。

1. 性行为的概念

人类的性行为既有动物本能的一面,但更加受到社会道德、风俗、习惯和思潮等的影响而具高度社会性。人类性行为概念除了狭义上的性交之外,凡旨在满足个体性欲和获取性快感为目的的一些动作及行为都可称为性行为(sexual behavior),它包括:偷窥异性身体、接触异性身体、接吻、手淫、性交等。根据性欲满足和性快感程度,将性行为分为四类:

(1)目的性性行为

这通常是指性交。性交是性行为的直接目的和最高体现,它能使个体获得性快感和性欲满足,在性行为中居核心地位。

(2)过程性性行为

这是指不以性交为目的的、使性欲得到一定程度的满足和获得某种性快感的性行为,如抚摸、拥抱、接吻等。

(3)边缘性性行为

这主要是指为了交流爱的情感而进行的行为,如情书、情话、眉来眼去等。边缘性性行为虽然没有发生男女双方身体接触,但是对于当事人来说也是令人兴奋不已的事。

(4)类似性性行为

这是指类似性交以获得性快感、实现性满足的行为,最常见的是手淫、性梦、性幻想、性感官刺激等。其实,以上四类性行为既有所不同又可以同时显现。譬如性交前的调情、接吻,性交结束后的抚慰都是目的性性行为的铺垫及后续。

人类性行为方式多种多样，无论是简单还是复杂的性行为，都是由一定性刺激引发的。性刺激既可以来自外部环境，如异性的外貌、眼神、声音、气味、动作、表情等，也可以来自机体内部，如机体内脏器官的活动，神经－内分泌系统的活动，以及自身头脑中的欲望、思维等。男性在接受性刺激内容、性心理活动和对性刺激所表现的反应与女性有较明显的不同，这种差异决定于男女生理的不同以及社会角色的不同。

2. 性行为主要内容和表现

（1）性信号及性刺激

当一名男性喜欢上某一女性时，他首先想到的就是如何能够引起该女性对自己的注意并产生好感，这就需要发出性信号（sexual signal）。在人类性诱惑逐渐演变为理性地情感培养的今天，原始的身体刺激依然随处可见。对比女性来说，男性对异性的身体性信号并没有优势，具体地说，男性的身体诱惑体现在雄健的躯体特征上，如躯体的骨骼和肌肉发达，肩部宽厚，上肢结实有力，下肢修长，整个躯体呈现一种粗犷、健壮的男子气质。

男性身体汗液中的雄烯睾酮成分散发出麝香的气味，形成气味信号。由于女性对男性体味极为敏感，特别是排卵期，其灵敏度是平时的 5 万～ 10 万倍，因此有人认为男性气味能够在女性排卵期间比较容易挑起女性的情欲。人类进化中以分泌气味促使异性间接近的能力逐渐退化。女性采用化妆品、香水及梳妆打扮增加对异性的吸引力，使异性赏心悦目。

目光在男女的交流中发挥着重要的作用，这种无声的信号有时胜于千言万语。人类求偶的眼神要比动物复杂得多，各种眼神基本上能准确反映出心理状态和想法。如"脉脉含情、柔情似水"。"抛眉挤眼、自作多情"，"一见钟情、相识恨晚"等都是通过眼神流露而表达对异性的情感。女为悦己者容，妇女喜欢穿露出大部分胸部、背部的服饰，以及紧身衣等使胸部、臀部线条毕露，这都和性心理有关。

男性在接受性刺激(sexual stimulus)时多数会表现出不同程度的性冲动。例如男性对女性的裸体照片、色情电影、录像表现出特别钟爱，一些自制力较差的青少年往往无法抗拒色情的诱惑，留恋于某些非常场所，甚至走上犯罪的道路。窥视女性身体普遍能引起男性的性兴奋，而女性四季不变的丰满身体特征则形成持续的性刺激信号。

在所有感觉器官中，触觉与性心理的关联尤为密切而特殊。心理学家认为，人类从小就有被抚摸的要求，这种现象被称为"皮肤饥饿(skin hungry)"。从性的生物学属性出发，人身上有一个不同于生殖系统而独立存在的"性系统"，它的中心器官是皮肤。皮肤能感受的主要是触觉，许多证据表明触觉在性系统中的重要性。并不是只有生殖器上才有特化的性感受器，特化的性感受器存在于所有黏膜-皮肤区，生殖器只是其中一部分。触觉是最容易激发性反应的性刺激信号，无论是对大脑中枢的刺激或者对脊髓的刺激。用手刺激生殖器让人产生愉快的感觉，当然这并不是每时每刻或者接受任何人的刺激都会感觉愉快，刺激生殖器是调情的常用方法，通过刺激生殖器加速性兴奋，缩短不应期。男女性感带分布有所不同，接受刺激的部位、顺序、方法、力度的爱好也就不同，男性的阴茎系带和女性的阴蒂是最敏感的地方。刺激该处既可产生快感也可引起疼痛,最好的方法是性伴侣之间互相交流,摸索出适合双方的刺激方式。在缺乏性欲情况下,触觉是唯一能够诱发性器官反应的刺激,因此触觉引起的性唤起(性唤醒)作用得到很高的评价并在性行为疗法中得到应用。有证据表明刺激皮肤足以引起性高潮,或者说皮肤的刺激对于性高潮是必要的。尤其是女子,只要触及乳房或其他非生殖器部位,就能很容易获得性满足。

(2)性反应模式

性反应模式(patterns of sexual response)是由"性刺激"—"性唤起"—"性行为"构成。性欲的唤醒可以由外界的性刺激通过眼睛、耳朵、鼻子、触觉等感官引起。性欲唤醒的程度一方面需要生物学基础,如正常的性激素水平和完整的神经通路,除此之外,个人心理因素和社会因素在某种情况下可能发挥更大的作用。性反应在动物比较简单,人类有来自内在性刺激的优势,如想象、记忆等。鲁迅先生说:"中国人想象力实在太丰富了,一看见胳膊,就想到大腿,想到生殖器,想到生殖性交……"其实想象力丰富的岂止是中国人。性唤起是一个抽象的概念,我们只能通过测量生理学的数据,如激素水平、心率、血压等,以及观察性行为的内容来推测性唤起的存在,但是人类性反应过程比动物复杂得多,其原因是人类存在对性行为的主观调节,如掩饰或强化作用。

(3)接吻

在世界各地,接吻(kissing)有不同的方式并表达不同的意义。尼罗普将接吻分成五类:爱怜之吻、爱情之吻、和平之吻、敬重之吻以及友谊之吻。据称法国的吻至少二十种,而德语词典中的吻有三十多种含义。毫无疑问,接吻是性爱前戏中最富美感的形式。两性间的嘴对嘴接吻使双方容易陶醉于接吻并酝酿成性冲动。国内调查显示：婚后男性对妻子的吻已经流于形式。对来自妻子的吻也反应迟钝；在夫妻性爱中部分男性显得急躁而缺乏耐心，或者只愿意接受生殖器的抚摸或口交。如果说男女接吻存在生物学差异的话，则是女性的性感区遍及体表的各个部位，而男性的性敏感区集中在生殖器部位。明白男女性敏感区的差异是为了让男女在性爱过程中互相体谅、互相配合，使双方共同享受爱的时刻。

（4）手淫

手淫（masturbation）指通过对身体自我刺激而达到性兴奋的性活动，又称自慰（console oneself）。多数情况下是用手来刺激自己的性器官或敏感部位，有时借助不同物体或工具来加速兴奋的进程，在进行刺激的过程中常常伴随着创造性的或模仿的想象。青少年对性刺激的反应，往往兴奋多于抑制，所以容易陷入频繁手淫的境地。一般来说，快感往往是在无意中体会到的：有的是衣裤太紧使生殖器受到摩擦和刺激所引起；有的在洗澡时揉搓或触摸外阴部意外引起性兴奋；有的看了小说、电影、电视……引起性冲动。青少年通过手淫寻找快感、调节性饥饿是青春期的常见现象，关键是如何把握一个"度"的问题。

男性手淫技巧简单。将手握成环形围绕阴茎，通过上下移动摩擦阴茎干，少数情况下也涉及阴茎头。抚摩速度和力量因人而异、因时而异，一开始时较慢，然后逐渐加快，以求高潮的到来。女性手淫方式变化很大，"凭单纯性幻想的占2%，靠增强肌紧张的占5%，采取两大腿并拢挤压施加压力的占10%，通过乳房刺激的占11%，其他方法11%，阴道插入20%。约84%的女性采用阴蒂或加阴唇的按摩。在手淫时只有少数女性对阴蒂头进行直接的刺激,她们往往是上下抚摸阴蒂包皮、阴蒂干,或做环形的按摩,或触摸阴蒂干的侧缘,或同时对阴唇做抚摸或牵扯,或同时抚摩乳房、大腿内侧等"。

手淫对于人的身体健康和心理健康到底是有害或者有益,是一个长期争论的问题。现代性科学认为,就人类的性心理而言,手淫可以减轻或缓解性冲动引起的高度紧张,有助于青春期性心理的平衡。毋庸置疑,任何行为的结果都有它的两面性,就像药物与毒品的关系,关键是如何掌握事物的"度"。

（5）性交

性交(sexual intercourse)是性行为的主体内容,也是许多其他性活动和性行为内容的终极目标,如性幻想、调情、约会、性刺激等都是在为完美的性交创造条件。最基本的性交就是以男性为主导的性兴奋—阴茎勃起—阴茎插入阴道—性高潮—射精—性满足—阴茎疲软—阴茎退出阴道的过程。两厢情愿的性交过程中,女性的主动参与使性交过程更加顺利,而女性也在性交过程中享受乐趣。性交中能否达到性高潮是大家关心的问题,除非只是单纯为了受精目的而刻意安排的性交,往往追求性高潮质量的人要胜于关心每次射精量者。和谐美满的性生活是夫妻双方的正常生理要求,因此是夫妻生活中的一个重要内容。性生活和谐,可以使夫妻感情更加深厚,更加恩爱,生活更加美满、幸福。

3. 性心理与性行为的关系

性心理与性行为是两个不同的概念,但是,二者之间又存在着非常密切的联系。性心理是一种主观的精神活动,它支配着性行为;而性行为则是一种客观的物质活动,它反映性心理活动。要了解一个人的性心理活动,就必须观察他(她)的性行为以及这种性行为规律,还有环境因素对行为的影响。

（1）性心理支配与性行为调控

在现实生活中,男性比较喜欢触摸年轻漂亮女性的身体,而且依据双方的地位、关系、态度、时间、地点、进展等采取的触摸方式也有不同,男性喜欢触摸女性身体是由男性的性心理特征决定的。男性有强烈接触异性的本能,触摸女性也是为了满足某种需要而采取的目的性行为,通过接触女性来表达爱意或者试探对方。如果对方没有拒绝的话,接触的方式可能升级,也就是"得寸进尺"。个人的动机、认知、意志、情感等推促、指导、维持着性行为的方式和活动风格。所谓的"斯文"男性在行为上可能表现得有情理一些,"粗鲁"的男性表现出自私和放纵一些。当女性回避男性的性挑逗时,有些男性会礼貌地离开,而有些男性可能不知趣地纠缠。恋爱中的男性特别希望通过触摸女性,以确认自己在对方心目中的位置。

（2）行为表现反映心理活动

男女自身的行为方式往往显露自身的心理活动。男性向女性提出性交要求的时机可以反映男性的交友目的。有些男女相识时间很短就发生性关系,有些人却将性关系建立在相互了解、相互信任的基础上。性行为除了反映性心理之外,性行为的效应状况也可以反馈性心理,通过内部性心理活动不断修正性行为误差。性心理与性行为之间的联系是一种较普遍的对应关系,性行为在很大程度上是性心理活动的外部动作表现或客观性的外部指标,而性心理则是潜伏在性行为内部,支配、调节性行为的内部精神活动。通过观察男女的性行为模式、特点可以了解男性有别于女性的性心理特性。总结男女的性心理特性和性心理状态,可预测男女的性行为举措。

第三节 性的社会属性

人类的性心理、性行为受到生物学法则影响之外也受到社会道德、习俗、文化、制度的制约,因此人类性行为同时具有社会属性。

一、性的社会意义

每个人生活在这个社会中,就像是安装在人类社会这部大机器上的一个零件,不管他(她)是谁,每个人在这部机器上总有自己的名称、位置、功用,按照一定的规程工作,他(她)们的命运总是和这部机器连接在一起。性行为的社会属性也是如此,个人性行为不是隔绝于社会的单纯生物学表现。它同时具有明显的社会属性,受社会伦理道德所规范,受社会法规所制约。而无数有序的两性性行为模式则构成社会的人文内涵,并且促进社会文明发展。在不同的时代和不同的文化背景下性的道德伦理有不同的规范,个人为了得到特定社会的接纳,就必须遵守这一社会的道德规范。以人民大众利益为中心,学会自我制约的能力,树立社会主义荣辱观。

男人和女人在两性差异上,不但存在生物学层面的差异、心理学层面的差异,还存在社会学层面的差异。社会学使用的"性别角色（gender role）"这个术语，比较强调男女之间的社会性差异，而"性角色（sex role）"这个术语则比较突出男女之间的生物学差异。随着男女分工的社会化，男女原本的自然差异发生了质的变化，进入父权制社会以来，从文化、习俗、道德、制度形成了以男性为中心的性别不平等社会，男尊女卑、男强女弱、男主女仆成了社会定势。在男孩和女孩性成熟之前，社会环境就已经对他（她）们的心理行为产生影响和限制。尽管男女平等作为我国基本国策已经纳入各项法律政策制定中，但是性别歧视的旧观念依然存在，无视女性前途的意识导致"弃女婴"和"选择胎儿性别"的行为屡禁不止。男人的自我意识是：男人是生理、心理和行为方面的强者；性是男人作为强者的象征。

二、性的社会问题

性的社会问题可以分为性行为过度造成的社会问题和性行为缺损带来的社会问题。性行为过度造成的社会问题指某类性行为对社会造成负面影响，如强奸、嫖娼、卖淫等犯罪行为，婚前性行为等违反社会主义道德规范的行为。性行为缺损的社会问题指由于成年人长期缺乏性生活所造成心理和行为失常，当这种情况普遍存在时就可能成为一种社会问题。

目前比较典型的是城市大龄外来工找对象难、外来工夫妻无同居条件等。近年来关于老年人强奸案、老年人第三者插足、老年人嫖娼等事例屡见报端，其中部分老年人属于孤身寡人生活或长期缺乏夫妻性爱的。20世纪80年代以来中国出生婴儿的男女性别比偏高并且呈现持续攀升的态势，引起了全社会的强烈担忧与极大关注,因为出生性别比例失调将导致未来的婚配性别比失调,并产生连锁的社会问题。目前我国已经出台了一部"禁止非医学需要鉴定胎儿性别和选择性别终止妊娠"的法律。严禁鉴定胎儿性别正在进一步实现制度化、法制化,表明政府严肃遏制性别比例失调态势的决心。

三、性的社会作用

(一)性行为干涉

人类性行为或者具体指性交行为,首先是人的一种本能活动,是人类繁衍后代的最基本动力。男性从第一次射精开始,女性从初潮开始就已经具备成熟的性行为能力,但是性行为并不像食欲一样随便,个人性行为往往必须得到家庭、社会以及性对象的允许,不能自行决定。虽然在极少数国家中,只要孩子开始有了性能力就可以随便性交,但绝大多数国家制定了男女结婚年龄的规定,其目的就是为了让孩子们身体发育更加成熟,有利于所繁衍的后代身体健康。青少年是长知识的时候,只有掌握一定知识才能在社会上立足,过早结婚生育,不利于事业发展。青少年的社会经验不足,加之心理发育还不成熟,必须经历各种社会磨炼。因此过早结婚并无好处。法律上禁止患有医学上认为不应当结婚的人结婚的目的就是为了保护人类健康。

(二)生殖健康及计划生育

人类生殖健康问题是关系到人类自身兴亡与发展的大事。1994 年,出席开罗国际人口与发展大会的 179 个国家共同签署的《行动纲领》,提出了"人口与发展综合战略",生殖健康(reproduction heahh)的基本范畴包括:

1. 人们能够有满意而且安全的性生活

满意的性生活包含两个首要条件,即有满意的性生活对象和性功能良好,这样才能够有满意的性生活感受;安全至少包括不会意外怀孕和感染性病或艾滋病,安全性行为在此尤为重要。

2. 有生育能力

这主要是针对不育症而言,由于环境污染、生殖道感染增加以及社会心理压力等因素,不育症在世界范围内呈不断上升趋势。

3. 可以自由和负责任地决定生育时间和生育数量

主要是指生殖健康权利、保健服务和性教育问题。自由决定生育反映了个人的生育权利,即有权决定做什么;负责任是一个人的基本素质问题,即能不能做负责任的事,生育问题应该慎重和负责,因为这是对生命的负责;生育多少和什么时候生育与性知识和社会知识的多少密切相关,这对夫妻生活具有重要意义。

4. 夫妻有权知道和获取他们选定的安全、有效、负担得起和可接受的计划生育方法

这是我们目前经常说的避孕节育方法的自主决定或知情选择权。"有权知道"反映出生殖健康权利,夫妻有知晓自己使用什么避孕方法的权利;"安全和有效"是社会对群众的负责,以不会影响健康为原则;"负担得起"是从经济的角度来说,政府要提供价廉物美的计划生育药具,如果群众负担不起就失去了实际意义;"可接受"是指夫妻都愿意接受这样的方法。

5. 有权获得生殖健康保健服务

这是指群众有获得服务的权利而社会有提供服务的义

务,这样才能让群众得到满意的生殖健康服务。

6.妇女能够安全地妊娠并且生育健康的婴儿

这是母婴保健的主要内容,包括妊娠过程的监护和指导。生育健康婴儿不仅是生育过程要安全,比如在正规的医院接生,而且涉及出生缺陷干预,孕前和孕中都要做遗传病或有关疾病的筛查和指导。

（三）性法制

由于人类性行为、性关系、性观念等对社会发展产生重大影响,因而古往今来各个国家、民族都非常重视有关性的法律制度建设。性法制所涉及的内容因时代、国家、民族、政治、经济、文化、地理等因素的不同而各异。我国法律将行为人的性行为以及与性行为密切相关的其他社会行为划分为三类:

1.性犯罪行为

构成犯罪的性行为及构成犯罪的与性行为密切相关的其他社会行为,即性犯罪行为。根据有关法律,主要性犯罪行为有:强奸、轮奸、流氓淫乱行为,组织、强迫、引诱、容留、介绍他人卖淫,传播淫秽物品,故意传播严重性病,性虐待以及与性有关的流氓行为等触犯刑律构成刑事犯罪的行为。

2.违反法律但尚不构成犯罪的性行为和与性行为密切相关的其他社会行为

如行为人明知对方是不满14周岁的幼女而与其发生性关系,无论幼女是否自愿,均应依照刑法的规定,以强奸罪定罪处罚;行为人确实不知对方是不满14周岁的幼女,双方自愿发生性关系,未造成严重后果,情节显著轻微的,不认为是犯罪。

3. 合法的受到法律保护的性行为以及与性行为密切相关的其他社会行为

性法制教育的目的,是使人们充分了解国家的法律、法令和有关政策的规定,自觉地树立守法意识,并遵守国家法律规定,在法律许可的范围内调整或约束自己的性行为。更有效地保护自己,使人们的性行为合法化。其意义在于促使人们提高性道德观念和法律意识,避免违法行为,保障社会的安定。

（胡捍卫）

参考文献

[1] 李立,乔杰.实用生殖医学.北京:人民卫生出版社, 2012

[2] 郭睿.男性生殖基础与实验研究.北京:军事医学科学出版社, 2009

[3] 李大金.生殖免疫学.上海:复旦大学出版社, 2008

[4] 张丽珠.临床生殖内分泌与不育症.北京:科学出版社, 2001

[5] 杨保胜,金政.医学遗传与生殖科学.郑州:郑州大学出版社, 2000

[6] 王临虹.生殖健康.北京:中国协和医科大学出版社, 2005

[7] 张滨.性医学.广州:广东教育出版社, 2008

[8] 王心如,周作民.生殖医学.北京:人民卫生出版社, 2004

[9] 李波.生殖医学基础.北京:人民卫生出版社, 2011

[10] 彭晓辉.性科学概论.北京:科学出版社, 2002

[11] 史小林.人类生殖学.北京:科学出版社, 2002

[12] 姚泰.生理学.第二版.北京:人民卫生出版社, 2011

[13] 柏树令.系统解剖学.第六版.北京:人民卫生出版社, 2004

[14] 邹仲之.组织学与胚胎学.第六版.北京:人民卫生出版社, 2005

[15] 彭裕文.局部解剖学.第六版.北京:人民卫生出版社, 2007

[16] 王一飞.生殖系统.上海:复旦大学出版社, 2013

[17] 刘群,李洁,于文娟,等.低剂量 GnRH-a 降调节对黄素化颗粒细胞 StAR 表达影响[J].中华妇产科杂志, 2007, 9 (42): 631-632

[18] 桂文武,幸贵邦,丘彦,等.超促排卵周期胚胎移植日血清孕酮／雌二醇比值对胚胎着床的影响[J].重庆医科大学学报, 2006, 31 (4): 521-523

[19] 祝爱霞,邹建话,蔡叶琴,等.健康足月分娩母亲与新生儿 T 细胞亚群和 NK 细胞水平[J].中国妇幼保健, 2007, 22 (22):

3163-3164

［20］周颖，石永云，凌斌，等．晚孕蜕膜 NK 细胞与外周血 NK 细胞表型变化研究［J］．中国实验诊断学，2006，10（10）：1148-1150

［21］熊苗，屠菊红，赵爱民．母胎界面趋化因子及其受体的研究进展［J］．中国妇幼保健，2007，22（23）：3315-3317

［22］付俊江，李麓芸，卢光．用荧光原位杂交和聚合酶反应技术鉴定无精症患者标记染色体的来源．中华医学遗传学杂志，2002，19：354-355

［23］张炜．IL-1 系统与胚泡着床的关系［J］．生殖与避孕，1998，18（5）：259-262

［24］乔迪．先天性输精管缺如［J］．中华男科学杂志，2004，10（10）：775-778

［25］石建军，肖丽娟，杨增明．血管内皮生长因子对哺乳动物生殖的调节［J］．生殖医学杂志，2002，11（4）：246-249

［26］巫新春，曹云霞．VEGF 及其受体在生殖系统的表达和作用［J］．国外医学计划生育分册，2005，24（5）：221

［27］贾悦，崔毓桂，狄福松．孕激素与男性生殖．中华男科学杂志，2011，7（2）：117-120

［28］张振汉，陈文颖，石其贤，等．GABA 诱发人及豚鼠精子体外获能作用．中国生理学报，2000，52：179-184

［29］符玉良．国际卫生新概念——生殖健康［J］．中国实用妇科与产科杂志，1999，15（1）：18

［30］Hardman J G. Limibird L E. Goodman & Gilman's The Pharmacological Basis of Therapeutics. 10th edition. New York：McGraw-Hill，2006

［31］Guyton A C，Hall J E. Text book of Medical Physiology. 11th edition. Philadelphia：WB Saunders，2006

［32］Goldman S，Shalev E. MMPS and TIMPs in ovarian physiology and pathophysiology. Fmnt Biosci，2004，9：2474

［33］Meidan R，Levy N. The ovarian endothelin network：an evolving story. Trends Endocrinol Metab，2007，18：379-385

［34］Jerome F. Strauss Ul，Robert L. Barbieri. Yen and Jaffe Reproductive Endocrrinology. 5th ed. Singapore：Elsevier Pte Ltd. 2006

［35］Confino E. Abnorltlal uterine bleeding，a new terminology is needed. Fertil Steril，2007，87：479

［36］Connor J M，Ferguson-Smith M A. Essenffal medical genetics. 4th ed London：Blackwell Scientific Publications，1993：61-127